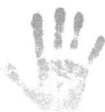

感言

我的父亲与脊柱侧弯已纠缠了25年。难以承受的痛楚令他终于考虑最后一步——接受手术。为了解各种手术风险，我开始进行大量关于脊柱侧弯的研究，直到偶然发现刘子杰医生这本著作。由我们一家首次使用本食疗起已经六个月，今天很高兴宣布父亲的脊柱情况转好，更重要的是，我们所有人减肥成功，成就最健康状态。

– Jenny

在我五岁那年，母亲发现我走路姿势有点古怪，便带我去看我的儿科医生。经过与其他医生商量后，他证实我患上脊柱侧弯。我有一阵子需戴上支架以挺直我的脊柱，似乎也有所成效，但经一段时间又再次打回原形。母亲和我已经尝试过各种方法，但仍无济于事。后来，母亲从朋友口中得知刘医生一个令人赞叹的脊柱侧弯矫正方案，立刻就买下来。最初我略带怀疑，但转念一想：＂我又有何损失呢？＂

医生上月说我的脊柱情况有所改善。我现在更拥有腹肌，我一定不会让自己回复到从前的状态！

– Sam，生存者

本书提供对三种不同代谢型态及每种类型的相应食物的见解。我有提到这些食谱都极其吸引吗？你们就为进入最佳烹饪旅程作好准备吧！

– Sammy，美食爱好者

你有买过一本食谱，详列购物清单以外，还告诉你如何保存香料和每种香料的好处吗？这真是一个神圣的食谱！

– Zain，着迷者！

脊柱侧弯治疗食谱

吃出健康脊柱

DR. KEVIN LAU D.C.
刘子杰　脊骨神经科医生

刘子杰医生
302 Orchard Road #06-03,
Tong Building (Rolex Centre),
Singapore 238862.

欲了解更多关于随书附送的DVD、有声读物、用于iPhone、iPad
和Android的
"脊柱侧弯跟踪"（ScolioTrack），请访问以下网址：

www.HIYH.info
www.ScolioTrack.com

美国印刷
ISBN: 9789810925253

免责声明

本书所包含的信息仅用于教育目的，它不是用于诊断或治疗任何
疾病，也不能干预或取代适当的医学咨询，也不是医生的处方。
由这些信息的应用所产生的任何后果由读者自负。无论是作者还
是出版商对由这些信息的应用或声称由这些信息的应用造成的任
何损害不负任何责任。本书大力鼓励已知或怀疑自身健康状况的
人士，在实施本书的任何治疗方案前寻求执业的医疗专业人士的
意见。

目录

小吃

作者序

我在此特别鸣谢协助我筹备及制作这本精彩的脊柱侧弯食谱的编辑、封面设计师及排版设计师。作为一个执业脊骨神经科医生，我遇到无数脊柱侧弯症患者，他们以真诚，甚至近乎"折腰"的态度，希望活出精彩人生。大自然总有新方法，为最顽强疾病提供改善方法。营养和饮食就拥有充满想象的力量，治疗并有助缓解脊柱侧弯。

我将本食谱献给那些以强大的神奇力量面对脊柱侧弯的人士。我衷心祝愿本书内容能在最大程度上，协助缓解他们的疼痛与不适。

此致

Dr. Kevin Lau

SOSORT

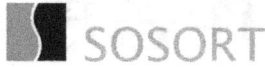

国际脊柱侧弯矫形与康复治疗协会(SOSORT)

以表彰他关注脊柱侧弯症并对其进行保守治疗时所做出的贡献，

刘子杰，脊骨神经科医生
新加坡

在此宣布

在2012年成为国际脊柱侧弯矫形与康复治疗协会(SOSORT)的会员。

Stefano Negrini,
医学博士，意大利，总裁

Patrick Knott,
博士，注册助理医生，秘书长

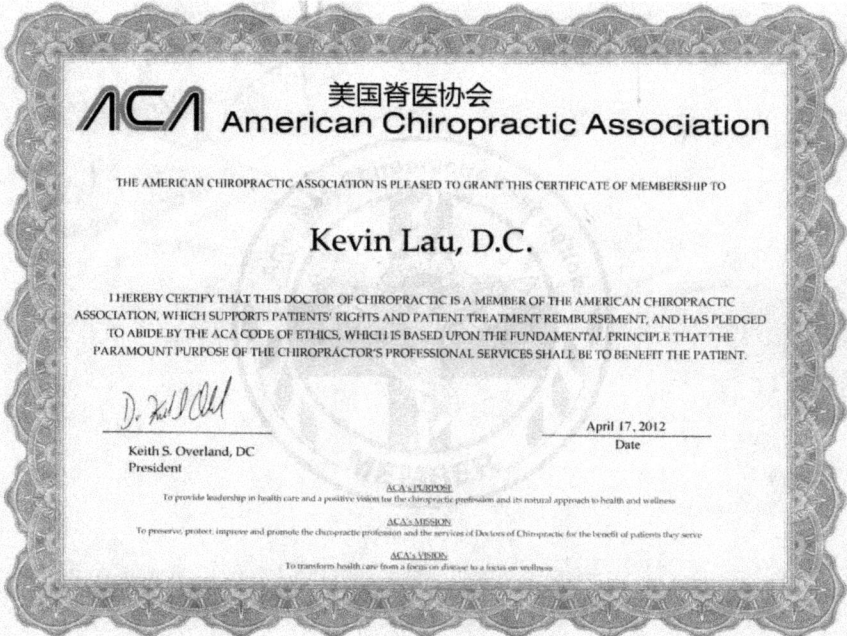

ACA American Chiropractic Association
美国脊医协会

THE AMERICAN CHIROPRACTIC ASSOCIATION IS PLEASED TO GRANT THIS CERTIFICATE OF MEMBERSHIP TO

Kevin Lau, D.C.

I HEREBY CERTIFY THAT THIS DOCTOR OF CHIROPRACTIC IS A MEMBER OF THE AMERICAN CHIROPRACTIC ASSOCIATION, WHICH SUPPORTS PATIENTS' RIGHTS AND PATIENT TREATMENT REIMBURSEMENT, AND HAS PLEDGED TO ABIDE BY THE ACA CODE OF ETHICS, WHICH IS BASED UPON THE FUNDAMENTAL PRINCIPLE THAT THE PARAMOUNT PURPOSE OF THE CHIROPRACTOR'S PROFESSIONAL SERVICES SHALL BE TO BENEFIT THE PATIENT.

Keith S. Overland, DC
President

April 17, 2012
Date

ACA's PURPOSE
To provide leadership in health care and a positive vision for the chiropractic profession and its natural approach to health and wellness

ACA's MISSION
To preserve, protect, improve and promote the chiropractic profession and the services of Doctors of Chiropractic for the benefit of patients they serve

ACA's VISION
To transform health care from a focus on disease to a focus on wellness

刘子杰医生取得澳洲墨尔本皇家理工大学(RMIT University)脊骨神经科博士学位及美国克莱顿自然健康大学(Clayton College of Natural Health)整体综合营养学硕士学位。他是具领先地位的国际脊柱畸形保守治疗协会"国际脊柱侧弯矫形和康复治疗协会(SOSORT)"和美国最大的专业团体"美国脊医协会(ACA)"的会员。

引言

作为一名脊骨神经科医生、营养师、作者和应用程序开发者，我的生活繁忙但充满热情！为何我总是觉得活力充沛… 实在值得思考！

我为何能够全年把身心保持最佳状态？我也是经过一段时间才学会好好照顾我的身体。我在之前著作与你分享过，早年我曾在快餐店当服务员，整天被垃圾食物包围，令我也放纵自己，终日与汉堡、奶昔和以仑计的汽水为伍。

尽管我是不易胖体质，身体却被搞得一团糟。不但粉刺爆发，而且整天都觉得很疲倦，就像已耗尽的电池，也没能量做其他事情。

不过，我很明白有这结果是因为我所吃的东西，然后我在饮食习惯方面作出360度转变。

现在，我正处于人生的最佳状态；说到活力，相信连劲量兔也斗不过我！

旧石器时代饮食是现代营养计划，模仿身体强壮、没病没痛的穴居祖先的饮食。我采用合适我独有代谢型态的饮食，持续将其力量发扬光大！了解我们祖先的美食，以及他们寻找美食的本能，实在是一大乐趣。大家定会惊叹他们对吸取营养具有与生俱来的智慧，更应用在他们的日常饮食。

旧石器时代饮食触动你每一个味蕾。

大厨师总在烹调时会放入大量感情。那我又会与你们在本食谱分享什么呢？

本书有115个魔法食谱。每个食谱有三种配方，适合三种不同代谢型态。

因此，本书为你的代谢型态量身打造食谱，以及根据你的基因和残缺，提供营养疗效。

我有很多脊柱侧弯病人，就如你一样，但有一件事你必须谨记：脊柱侧弯并非无期徒刑！如果你遵从本饮食，并尝试实践我在其他著作分享的整体方法(如所推荐的锻炼及和医疗器械)，你将会发现你的脊柱排列得到重大改善。

投向旧石器时代怀抱代表你要告别所有"不良食物"，如糖、加工食品和谷物。这同时意味着迎接健康食物群组，如鱼、家禽、肉类、水果、坚果和蔬菜，以碱性食物为主，减钙质损耗，确保骨胳健康和防止肌肉流失。书内有大量碱性食物食谱。例如，不少食谱用上培植蔬菜和益生菌，可为你提升免疫力、增强力量及增加肠道益菌。

我相信，你都很熟悉一句话："一分耕耘一分收获。"那么，当你采用这些食谱，你将要放弃一些所谓的"美食"。不过我保证，你会得到一些更重要的东西——健康身心，就像我一样。

烹饪智慧是本食谱的一部分，协助你在煮食时，预防重要营养流失，并带出你的大师潜力，反映你的烹调技巧。毕竟，你的智慧可世代相传，就如你的传家宝和家族历史。

本食谱协助你计划更多可口和滋补菜肴，全面补充你的身体、心灵和生活方式。更重要是，准备过程方便快捷，绝对适合繁忙的你！

我会获邀吃晚饭吗？

第一部份

旧石器时代型态

第一章

什么是旧石器
时代型态？

简单而言，旧石器时代型态是集原始旧石器时代饮食与代谢型态饮食于一身的健康组合。

旧石器时代饮食仿照我们穴居祖先的饮食习惯，主要包括野生动植物。这说明我们祖先深知自己身体的可调节和自我修复能力，他们只会进食大自然提供、合适他们身体状况的食物。因此，他们只需运用最少能量就能消化和吸收，而同时利用最大能量进行自愈并达到最佳健康状态。

本饮食的另一方面是要寻找合适你代谢型态的食物。每个人都有独一无二的代谢。代谢饮食明确指出你身体的内部机能，以及你的系统如何处理食物及吸收营养。我们知道，合适一个人的营养，并不代表也合适第二个，甚至对第三个是有害的。

因此，当你采用针对你个人代谢型态而设计的旧石器时代饮食，你会发现属于你的最理想饮食，我称此饮食为"旧石器时代型态"。

作为执业脊骨神经科医生及营养师，我明白你生理及心理上的痛苦与不安。多年来，我曾尝试简化营养和治疗，但健康并非千篇一律，病人与读者需学会从根本调节心态，通过代谢型态，了解他们身体对食物的反应。所以，我对非入侵性的整体方法作出研究，协助你改善脊柱曲线。这正是我撰写本食谱的重要原因… 为你介绍旧石器时代型态。

代谢型态自我测试

简介

在《脊柱侧弯自然预防和治疗计划》一书当中的代谢型态测试是最基本的测试，而我在本书将引用首见于William L. Wolcott的代谢型态著作里的一个更全面测试。

我们每个都独一无二。我们在生理、心理和精神上都与其他人大有不同。然而，我们可能不察觉我们身体内，处理食物及机能运作也有所不同，这正是我们需要不同饮食习惯的原因。

有趣的是，代谢型态并非什么新判断，早已有古希腊人和罗马人宣称："一个人的美食是另一个人的毒药。"

以汽车为例，你可否为一架使用汽油推动的汽车注入柴油？同样道理，你进食的食物可以使你身体有效运作，满足你的遗传需要。相反，选错食物会对你身体造成破坏，令你患病，令你疲倦，总体感觉很不舒服。

以上种种都是代谢型态的基础，确保你消耗的是你所需要的，而不是其他人的需要。

William Wolcott及其他现代营养学研究人士一致认为代谢型态分成三种：蛋白质、碳水化合物及混合类型，就等我们先了解他们如何分析每种类型。

蛋白质型态类型人士，必须集中在黑肉(如鸡腿、羊肉、牛肉、三文鱼和器官)所含的高浓度、高"嘌呤"蛋白质，同时他们必须控制含高血糖碳水化合物的食物(如糖、马铃薯和经改良谷物)之摄入量。

他们应将重点放在全谷物、低血糖蔬菜(如芦笋、新鲜青豆、花椰菜、菠菜、芹菜和蘑菇)。他们也应控制进食的水果份量,因为蛋白质型态倾向引起血糖问题,所以应进食:鳄梨、椰子、青橄榄、青苹果和梨。

蛋白质类型可多吃零食,并避免摄入任何形式的酒精。

另一方面,碳水化合物类型人士必须集中在低蛋白质(低嘌呤)、低脂来源(如鸡肉、鱼肉和蔬菜),以及淀粉。虽然他们的身体能承受高淀粉食物(如谷类和豆类),他们也应适量进食。

所有水果均适合碳水化合物类型,尤以浆果和橘类水果更佳。

混合类型人士可按相同比例结合蛋白质类型和碳水化合物类型饮食。

当你的代谢取得平衡,你自然会有比想象中更多的动力。

马上就进行代谢型态测试,开始补充合适食物,令身体运作更自如。

也可参阅我的另一著作《脊柱侧弯自然预防和治疗计划》,对代谢型态作更深入了解。

简介

在下面每个问题,请圈出一个你最适用的答案(A、B、C)。

如对任何你应为没有一个适用答案的问题,就无需回答。

然而,在某些情况下,你可能发现没有答案可准确描述你的情况,无需担心,你只需选取最能描述你一般倾向的答案。

谨记，我们是在寻找你的一般代谢模式或倾向。你无需过份着眼于各问题或答案的具体细节或用词。

请以你目前的状况回答所有问题，而不是根据过去、你希望或你想你应该有的状况回答。尽可能经过深思熟虑和保持诚实，但谨记，答案并没有对或错。

你可能会惊讶于你不知道某些问题的答案。例如，你不能即时回答你对某种食物或食物组合的反应。这样的话，你可暂且搁下问题直到你可测试出你对问题中所出现食物的反应。虽然你无需为测试中的问题或方向挣扎，准确性仍然是很重要。因此，你可用时间慢慢回答而无需操之过急。

注意，你未来可随时重新测试，就结果作出比较，你亦可能想定期测试，了解自己身体化学有否变化。事实上，这是完全正常和是预计之内。

1. 愤怒与烦躁

有时候，我们会因为"很好的理由"而大动肝火。但对某些人来说，经常甚至每天都感到愤怒或烦躁，更特别受吃到或吃不到什么所影响。如果你没有试过因为食物而引起愤怒或烦躁的经验，你可跳过本问题。

A. 当我感到愤怒时，吃到肉或油腻食物似乎更火上加油。

B. 有时候，不管我吃了什么，都能缓解我的愤怒。

C. 我经常注意到，当我进食重口味或高脂肪食物时，我的腻愤怒或烦躁会有所减轻。

2. 焦虑

某些人容易焦虑、不安或担忧，而这些感觉很多时是因为增加或减少进食某种食物所致。如果你没有试过因为食物群组而引起焦虑，请无需回答本问题。

当我感到焦虑：

A. 蔬果会让我冷静下来

B. 几乎所有食物都可缓解我的焦虑。

C. 重口味、高脂肪食物改善我的情绪和减轻我的不安感。

本页得分：

A = _____   B = _____   C = _____

3. 理想早餐

有人说，早餐是每天最重要的一餐。但是，以代谢的角度来看，这并不准确。事实上，每次你进食任何东西都是非常重要，因为你的活动能力是取决于你为"你的代谢引擎"补充了什么。哪种早餐能最持久为你提供最大能量、给你幸福感、让你达到体能高峰，以及满足你口腹之欲？

A. 不吃早餐或只吃清淡食物，如水果，及/或吐司或麦片；及/或牛奶或酸奶。

B. 蛋、吐司、水果。

C. 重口味食物，如蛋、培根或香肠、薯饼、吐司；或牛排和蛋。

4. 用餐喜好

假设今天是你的生日，你可抛开任何饮食规则和限制，甚至不用理会健康与否，你可好好款待自己，吃你最喜欢的食物，享受愉快时光。如果你今晚出席了丰盛的自助晚宴，你会选择哪种食物？

A. 我会选择轻食，如鸡肉、火鸡、鱼、沙拉、蔬菜，以及品尝各种甜点。

B. 我会选择答案A及C的食物组合。

C. 我会选择重口味的高脂肪食品；烤牛肉、俄式炒牛肉、猪排、排骨、三文鱼、马铃薯、肉汁、少量蔬菜，或配以香醋或蓝纹奶酪的小沙拉；芝士蛋糕或不吃甜点。

本页得分：

A = _____   B = _____   C = _____

5. 天气

天气、温度、环境——所有都可使人感到心旷神怡，提升能量水平、工作效率和情绪。在高温下，有人充满活力，也有人变得憔悴。而当天气寒冷，有人充满生气，也有人想要静修与"休眠"。而其他温度则似乎没有太大差别。请选出最能形容天气如何影响你及你的活动能力的答案。

A. 温度对我没什么影响，不论冷暖，我也能活动自如。

B. 我在暖和或炎热天气表现最好。不能忍受寒冷。

C. 我在凉快或寒冷天气表现最好。不能忍受高温。

6. 胸部压力

某些代谢型态常感到"胸部压力"，即胸前压力区受压，常常令人感到胸前负重，有种喘不过气来的感觉。

C. 我倾向感受到胸部压力问题。

问题没有A及B选项。

本页得分：

A = _____   B = _____   C = _____

7. 咖啡

当咖啡是有机种植、经过适当准备及无被错误使用，它是一个某些代谢型态可以接受的饮品。当然，任何东西，就算是水，被过量摄入也对你有害。然而，咖啡对不同人有不同影响。请指出在正常情况下，咖啡对你有何影响。

A. 咖啡对我没有影响(只要我不喝太多的话)。

B. 我喝与不喝也没所谓。

C. 咖啡对我来说不太好，会让我神经过敏、紧张不安、焦虑、兴奋、作呕、颤抖或饥饿。

8. 早餐食欲

食欲在不同人身上可以有很大差别，由极度饥饿到正常，到非常少也有。当然，你的食量每天都有某程度上的改变，但现在是关于你的整体倾向。一个"正常"的胃口会在大约正常用餐时间(早、午、晚)，感到肚子饿，但又不会有极端的感觉。

我在早餐时的食欲通常是：

A. 低、弱或缺乏。

B. 正常，不会感受到强或弱。

C. 明显强或高于平均水平。

本页得分：

A = _____　　　　B = _____　　　　C = _____

9. 午餐食欲

对很多人来说，早、午、晚餐的食欲都会改变。但对于其他人，可能一整天的食欲也差不多。请圈出最能描述你正常倾向的答案——你最平常的感觉。

我在午餐时的食欲通常是：

A. 低、弱或缺乏。

B. 正常，不会感受到强或弱。

C. 明显强或高于平均水平。

10. 晚餐食欲

对很多人来说，晚餐的食欲最强。但对于其他人，则刚好相反。你的晚餐食欲跟全日其他时间相比，有何不同？请选择最能形容你晚餐时的食欲。

我在晚餐时的食欲通常是：

A. 低、弱或缺乏。

B. 正常，不会感受到强或弱。

C. 明显强或高于平均水平。

本页得分：

A = _____   B = _____   C = _____

11. 注意力

注意力或强烈的智力活动实际上使用了大量精力，所以需要足够补充，但必须是合适的补充——可以令人保持头脑清醒及专注。错误的补充会令你头脑亢奋及引起大量无法控制的思想。你或会感到迷茫或昏昏欲睡，或者你的想法出现后又立即消失。哪种食物会令你的专注力恶化？

A. 肉类及/或高脂肪食物。

B. 似乎没有特定食物会影响我的注意力。

C. 水果、蔬菜及谷物为主的碳水化合物。

12. 咳嗽

我们一般认为咳嗽是与疾病有关，但其实某些人就算没患病，也很容易及经常会自然咳嗽。这类咳嗽被视为"干咳"，一般只维持短时间，但在晚上或餐后会有恶化迹象。如果你是这类人士之一，请在下面圈出答案C。

C. 我倾向每天咳嗽。

问题没有A及B选项。

本页得分：

A = _____   B = _____   C = _____

13. 13. 皮肤爆裂

某些人有皮肤问题，无明显原因就会出现皮肤爆裂症状。这种情况通常发生在指尖或双脚，特别是脚跟，更可以是在一年内任何时间出现，但往往最常在冬天发生。

C. 我有皮肤爆裂倾向。

问题没有A及B选项。

14. 渴求

某些人对食物没有特别渴求，这问题只需对食物有渴求的人士回答。糖在这问题上并不是选项之一，因为很多人，当能量不足，就会开始想吃点甜食。请指出糖以外，令你有所渴求的食物种类。

A. 水果、蔬菜及谷物为主的碳水化合物(面包、麦片、饼干)。

C. 咸、高脂肪食物(花生、奶酪、薯片和肉类等)

问题没有B选项。

15. 头皮屑

头皮屑是头部皮肤脱落所形成的干白鳞状物。如你倾向有头皮屑，请圈出右侧答案。

C. 我倾向没有头皮屑。

问题没有A及B选项。

本页得分：

A = _____   B = _____   C = _____

---

16. 抑郁

抑郁症与其他情绪问题一样，有很多可能成因，然而，你进食的食物常常可减轻或加重抑郁症。如果你受抑郁症困扰及注意到其与食物有所关连，请选择右侧合适的答案。

A. 当我用餐及进食高脂肪食物后，我似乎会感到抑郁(及当进食蔬果后会缓解抑郁)。

C. 当我进食蔬果后，我似乎会感到抑郁(及当用餐及进食高脂肪食物后会缓解抑郁)。

问题没有B选项。

17. 甜点

食物可提供六种味道：甜、酸、咸、苦、涩和辣。
我们喜欢不时品尝不同味道，而且所有味道都有益健康。例如，大家都喜欢甜食，但程度和数量就不相同。你对于餐后甜点一般有什么感觉或采取什么态度？

A. 我非常嗜甜，及/或我经常需要餐后吃甜点才觉满足。

B. 我不时会享用甜点，但没有特别喜好。

C. 我不太喜欢甜点，我可能比较喜高脂肪或咸食(如奶酪、薯片或爆米花)。

本页得分：

A = _____   B = _____   C = _____

18. 甜点喜好

你最喜爱哪种甜点？你最常选择的是什么？如果你没特别喜好但必须选择的话，你会比喜欢哪一种？

注意：选择固意剔除冰淇淋，因为几乎任何型态的所有人都喜欢冰淇淋。

A. 蛋糕、饼干、水果馅饼、糖果。

B. 真的没特别喜好。我每天可以选择不同种类。

C. 重口味及高脂肪类。

19. 理想晚餐

晚餐选对食物就能为整晚提供充足能量及畅快感觉。而选错适合你类型的晚餐，可能会令你觉得疲惫及昏昏欲睡。哪种晚餐最合你心？

A. 清淡食物，如去皮鸡胸肉、饭、沙拉，或者少量甜食。

B. 大部份食物也合我心。

C. 我绝对比较喜欢重口味晚餐。

本页得分：

A = _____   B = _____   C = _____

20. 耳朵颜色

本问题关于你耳朵的血流量。某些白人的耳呈鲜红色，而其他则明显颜色暗淡。其他肤色人种的耳朵可能是更深或更浅。请选择最能描述你耳朵颜色的答案。

A. 我的耳朵偏浅色，比我面部肤色更浅。

B. 我的耳朵颜色与面部颜色相近。

C. 我的耳朵相较面部肤色偏粉红、红或深。

21. 睡前进食

睡前进食可帮助某些人入睡，却会破坏其他人的睡眠质素。某些人认为这视乎吃了什么；而对于其他人，吃任何东西都是问题。本问题是根据后者回答。

睡前吃任何食物会：

A. 影响或使睡眠变差。

B. 没有明显不同，可吃可不吃。

C. 一般有助我入睡。

本页得分：

A = _____   B = _____   C = _____

22. 睡前进食重口味食物

请指出你睡前进食重口味食物后的一般反应。"重口味食物"指蛋白质食物或高脂肪食物，如肉类、家禽和奶酪。

A. 妨碍或影响睡眠。

B. 只要适量，一般也没问题。

C. 改善睡眠。

23. 睡前轻食

请指出你睡前进食清淡食物后的一般反应。"清淡食物"指碳水化合物，如面包、麦片或水果——可能配以少量如牛奶、酸奶或果仁奶油。

A. 睡前进食对我有影响，所以我一定会选择清淡食物。

B. 可吃可不吃。

C. 比什么也不吃好，但我喜欢口味较重的食物。

本页得分：

A = _____   B = _____   C = _____

24. 睡前甜食

所有人对甜食或糖的反应大有不同。有人睡前进食甜点也没有不适感，完全不会影响他们入睡。但有人会因为甜食失眠、未能熟睡，或引致他们要起床吃点东西才能再入梦乡。

(如果你有念珠菌过度生长问题或被诊断患有低血糖或糖尿病，请跳过本问题)

甜食如何影响你的睡眠？

A. 甜食对我的睡眠全无影响。

B. 甜食有时影响入睡。

C. 我明显不合适睡前吃甜点。

25. 进食频率

你一天进食多少次？这问题是要反映你需要进食多少次。某些人需要一天进食多于三餐才会充满活力和达到最佳表现，而其他人可能只需每天两餐就足够。你需要吃多少才能增强体力及效率？

A. 一天两至三餐，通常不吃零食或只吃点轻食。

B. 一天三餐，一般不吃零食。

C. 一天多于三餐，小吃也相当具份量。

本页得分：

A = _____   B = _____   C = _____

---

26. 进食习惯

不同代谢型态对食物有不同感觉。某些人非常注重食物，脑海里经常出现食物；甚至距离用餐还有很长时间，他们就已经开始幻想自己会吃什么。他们喜欢谈论食物，尤其是他们的喜恶，又或是详述他们吃过的餐点或餐厅，这都是"为吃而活"的类型。但其他人会把食物排到最后，甚至忘了进食，他们只把食物视作生活的其中一种乐趣。进食已经很麻烦，要讨论食物简直浪费时间！他们是"为活而吃"的一群。你对食物又采取哪种态度？

A. 我不注意食物或进食；可能会忘记进食；很少想到食物；进食是由于我需要而不是我想要。

B. 我享受食物及进食，很少忘记用餐，但食物也不是我的关注点。

C. 我爱食物，我很爱吃，食物是我生命的大部分。

27. 眼睛湿度

像大部分身体机能，我们经常忽略眼睛湿度，直到其失去平衡。每个人的双眼都会在某时候觉得过分干涸，又或者产生太多水份至流眼水。然而，某些人会明显倾向其中一方。以下哪项最能形容你的眼睛状况？

A. 我的眼睛倾向干涸。

B. 我没有明显感觉。

C. 我的眼睛偏向湿润，有时甚至会流眼水。

本页得分：

A = _____   B = _____   C = _____

---

28. 无规律饮食

某些代谢型态的人不易察觉自己忘了进食，经常是因为看手表才发现已经过了用餐时间。不过，其他代谢型态却不能忘记每一餐，因为他们的身体让他们知道用餐时间已到。如果他们跳过一餐，他们的表现将急剧下降。如果你四个钟头以上没有进食甚或跳过一餐，你会怎样？

A. 不会对我造成什么影响。我很容易就忘记进食。

B. 我可能不会在最佳状态，但影响不大。

C. 我一定感到心情很差、容易烦燥不安、虚弱、疲倦，没力气、沮丧，或其他负面征兆。

29. 面部颜色

皮肤厚薄及血流量会导致面部颜色有所变化。增加的血流量会令皮肤呈现粉红或变得红润，而减少的血流量则会令面色明显苍白。你的面部颜色又有什么属性？

A. 我是明显苍白那边。

B. 我肤色平均。

C. 我肤色明显较深(不是因为晒太阳)或粉红、红润。

本页得分：

A = _____   B = _____   C = _____

30. 面部皮肤属性

某些人的脸非常光泽，皮肤可能明显明亮及有光泽，而其他人可能相反，明显苍白、模糊不清及暗哑无光。但大多数人都是两者之间。你又怎界定你的面部皮肤属性？

A. 多暗哑或苍白

B. 平均

C. 明亮、有光泽

31. 高脂肪食物

与现今普遍意见相反，高脂肪食物不是对每个人都有坏处，甚至其实对某种代谢型态很有益处。你如何看待高脂肪食物？谨记，不要以建议的理想标准来回答。你要想想你一般对高脂肪食物的喜恶如何？

A. 我不太喜欢高脂肪食物。

B. 适量进食没有问题。

C. 我非常喜欢，甚或对它们充满渴求，如果我知道它们对我有益，会吃的更多。

本页得分：

A = _____   B = _____   C = _____

32. 指甲厚度

指甲有很多属性：大小、形状、有否月牙，表面凹凸不平或平滑等，甚至可以形成凹槽或呈卷曲状。但是，这问题是有关厚度。你如何形容你的指甲厚度？

A. 我的指甲厚且硬。

B. 一般厚度。

C. 我的指甲绝对偏向薄及/或弱。

33. 水果沙拉午餐

如果你午餐只吃一客配以少量白软干酪或酸奶的水果沙拉后，会有什么感觉？

A. 已足够满足我，晚餐前也不觉饿。

B. 不错，但晚餐前一般会吃点零食。

C. 非常差，我一般会变得想睡、疲累、迷糊、抑郁、焦虑、烦躁及/或饥饿，所以晚餐前一定要吃点东西。

本页得分：

A = _____   B = _____   C = _____

34. 体重增加

当你吃了不合适你代谢型态的食物，这些食物不会全部被转化成能量，反而变成脂肪存储。以下哪个选项最能描述你的增重倾向？

A. 肉类及高脂肪食物令我增重。

B. 没有特定让我变胖的食物，但如果我进食过量及运动不足就会增重。

C. 我吃太多碳水化合物(如面包、意大利面、其他谷类产品、水果及/或蔬菜)就会增重。

35. 呕吐反射

没有人喜欢作呕，但每个人都有呕吐反射神经。不过，某些人经常及很容易作呕——在牙医诊所、刷牙和舌头，甚至进食。其他人就很少及很难才会作呕。你会怎形容你的呕吐反射？

A. 我很少作呕，很难才会令我作呕。

B. 我应该有正常反射。

C. 我很容易及/或经常作呕。

本页得分：

A = _____   B = _____   C = _____

---

36. 鸡皮疙瘩

鸡皮疙瘩是神经系统反应，经常在手脚出现，是由受惊、受冷或轻触皮肤所致。某些人很容易及经常起鸡皮疙瘩，有些人则很少发生。你容易起鸡皮疙瘩吗？

A. 我很常出现鸡皮疙瘩。

B. 我偶然出现鸡皮疙瘩。

C. 我很少出现鸡皮疙瘩。

37. 能量增强

食物是生命的燃料，但不同食物对不同代谢型态也有不同能量增强效果。大部分人都知道如何使用健康食品或快速提神食品(如糖或咖啡因)加强自己的能量。哪种食物通常可增强你的能量——给你持久的能量？

A. 水果、糖果或糕点可助我修复，为我提供持久能量。

B. 任何食物都可助我恢复精力。

C. 肉类或高脂肪食物修复我的能量和状态。

本页得分：

A = _____   B = _____   C = _____

38. 重口味、高脂肪用餐反应

喜欢脂肪是一回事，但你的反应如何又是另一回事。让我们来看看。注意本问题是关于你进食脂肪后的感觉，而不是脂肪是否健康。请选择最能形容你对高脂肪食物的反应。

A. 削弱我的健康和能量，或令我想睡、吃太饱，或导致消化不良。

B. 并无引起特别反应。

C. 增加健康，令我感到很愉快、有力量和满足，就像想大叫一声："我吃了一顿好的！"

39. 饥饿感觉

饥饿感可能引发一系列征状，由偶然想到食物至极度饥饿，甚至反胃。你肚子饿时会出现什么征状？

A. 我很少觉得肚子饿或感到真的很饿，或有轻微饥饿感也很快会消失，或很容易长时间不进食，或完全忘记食物。

B. 正常约的进餐时间会有饿的感觉，或当我迟了进餐。

C. 我经常感到肚子饿；需要定时及经常进食；可能有很强的饥饿感。

本页得分：

A = _____   B = _____   C = _____

40. 能量流失

哪种食物会令你的能量降级而不是为你提升能量？

A. 肉类或高脂肪食物容易令我疲倦，减低我的能量。

B. 正常情况下，似乎没有食物会把我击倒。

C. 水果、糕点或糖果令我变差，快速提供一点能量后又很快粉碎。

41. 蚊叮虫咬

没有人喜欢被蜜蜂蜇或被蚊子咬，但每人反应各异，由很快消失的轻微反应(非过敏性)至发痒、疼痛、变青紫或需要很长时间消肿，甚至有时候，红疹可能维持几星期。蚊叮虫咬对你有什么影响？

A. 反应偏向轻易而且很快消失。

B. 平均反应。

C. 明显有很强反应，比很多人更强(可能比平均更红肿、疼痛、发痒、变青紫)，以及需要很长时间才消失，甚至留下红疹。

本页得分：

A = _____   B = _____   C = _____

42. 失眠

失眠有很多种，但某种失眠令人习惯性在半夜醒来而又不是需要去洗手间。通常这类型的失眠人士需要吃些东西才能再去睡觉。考虑到这一点，以下哪个选项适用于你？

A. 我很少或完全没有试过这种失眠。

B. 我偶然会醒来，以及需要进食才能再入睡。

C. 我经常醒来，以及需要进食后才去睡觉。睡前吃东西有助解决这问题或减少我醒着的时间。

43. 眼睛发痒

每个人偶然都会遇到眼睛发痒。这可能由于你感冒、花粉症、念珠菌过度生长或过敏。不过对于很多人来说，眼睛发痒很平常，甚至不需要上述情况发生。这就是本问题的重点。

C. 即使我没有感冒、过敏或念珠菌问题，我也经常眼睛发痒。

问题没有A及B选项。

本页得分：

A = _____   B = _____   C = _____

44. 皮肤发痒

这问题是关心不是由蚊叮虫咬所引起的皮肤发痒。每个人都偶然感到皮肤发痒，但某些人是每天都觉得头皮、手臂或小腿发痒。因为他们已习惯，所以可能根本不察自己经常抓痒。

C. 我的皮肤倾向常常发痒。

问题没有A及B选项。

45. 进餐份量

我们大多数每天至少吃三餐，但每餐份量可能有极大差异。某些人吃很多，甚或进食两或三份。其他人却吃得非常小但已很有饱足感。如果你不确定，想一想：当你外出用餐，你通常吃得比别人多或少，还是差不多？

A. 我吃的不得，一定少于平均。不需多吃就饱了。

B. 我好像不比别人吃得多或少。

C. 我通常进食大份量食物，比大部分人多。

本页得分：

A = _____　　　B = _____　　　C = _____

46. 鼻子湿度

正常情况下，我们不察觉鼻孔内皮肤的水分含量，除非当鼻子变得非常干燥(流鼻血及破皮)或过分潮湿(流鼻涕)，我们才会想到这些。请选择当你没有生病或过敏反应时，以下哪个答案最能形容你？

A. 我的鼻子经常很干燥。

B. 我没有留意到鼻子很干或很湿。

C. 我的鼻子偏向易流鼻涕。

47. 两餐之间的果汁

如果在两餐之间觉得肚子饿，喝一杯橙汁(或其他果汁)会对你有什么影响？整体上，是好还是坏？饮果汁能满足你的胃口直到下一餐吗？会否带来不良反应？

A. 果汁给我能量、满足我，有足够营养等待下一餐。

B. 还可以，但永远不是我最想要的零食。

C. 整体感觉很差，令我头昏眼花、很快又肚子饿、不安、颤抖、作呕、焦虑和抑郁等。

本页得分：

A = ＿＿＿＿＿＿　　　B =＿＿＿＿＿＿　　　C =＿＿＿＿＿＿

---

48. 性格

每个人都有不同性格特征，以及很多其他相关特性，或强烈受到个人的生物化学构造所影响。以下哪个选项最能描述你在社交聚会的倾向？另外，也试想想你每天与他人互动的喜好？

A. 我偏向冷漠、孤僻、不合群或内向。

B. 我在中间，既不内向又不外向。

C. 我倾向合群、善于交际或外向。

49. 马铃薯

马铃薯是一种奇妙的食物，拥有很多优质营养价值，但它们不是所有代谢型态的最佳食品。不管马铃薯对你身体好与否，你对马铃薯有何感觉？

A. 我不太关心，因为我从来不喜欢马铃薯。

B. 我没有特别喜恶。

C. 我很喜欢马铃薯，简直可以天天吃。

本页得分：

A = _____   B = _____   C = _____

50. 红肉

与传统观念相反，红肉对某些代谢型态来说，是健康的食物。当你吃红肉后——如牛排或烤牛——你有什么反应？我们在这里寻找你的反应，而不是你相信红肉对你是好是坏。

A. 红肉减低我的能量及精神状态，令我觉得抑郁或烦躁。

B. 我没注意到我有什么反应。

C. 进食红肉后，我感觉很好或更好。

51. 瞳孔大小

你的瞳孔是黑色，是在你双眼的中心部份，而虹膜则是围结瞳孔的着色部份。本问题主要了解瞳孔相对虹膜的大小。普遍人士的瞳孔与虹膜的大小基本相同。较大代表瞳孔宽度明显较虹膜宽度为大。回答前，请先照镜子，但要在室内照明平均的房间，不能太光或太暗。

我的瞳孔大小偏向：

A. 较虹膜大。

B. 平均，跟虹膜大小相同。

C. 较虹膜小。

本页得分：

A = _____   B = _____   C = _____

52. 沙拉午餐

如你在午餐选错了食物，你可能下午会感觉很糟，缺乏生产力。你可能发现自己勉强才能张开眼睛，或者你需要咖啡或糖果，试图保持警觉和集中。如果你午餐吃了一个大份量蔬菜沙拉，你下午的工作效率会受到什么影响？

A. 我对于这种午餐感觉不错。

B. 我觉得还可以，但对我来说并非最佳。

C. 非常错，令我觉得昏昏欲睡、疲惫，或亢奋、紧张、烦躁。

53. 唾液数量

很多人都有过这种经验，当他们受惊或紧张时(例如正准备要演讲)，就会觉得口腔非常干涸。相反，当我们大部分人遇到美食的芳香扑鼻，我们的口腔就变得"水源充足"。然而，对某些人来说，这些情况都是自然倾向，并无明显原因。请选择你认最准确形容您唾液状况的答案。

A. 我的口腔大部份时间偏干。

B. 我没注意到我的口水会太多或太少。

C. 我比较多口水，或我有流口水的倾向。

本页得分：

A = _____   B = _____   C = _____

54. 咸味食物

咸像甜一样，是六种味道之一，而且不同人对咸的兴趣也大有分别。某些人在食物上大量洒盐，看来非常渴求咸味；而其他人对盐则兴趣不大，更认为大部份预加工食品也太咸了。不论你觉得盐对你是好还是坏，你对盐又有什么感想？

A. 很多食物都太咸，或我只喜欢带轻微咸味的食物。

B. 我没有特别感觉，好像很少会过量或过少。用平常份量就好。

C. 我非常喜欢咸，往往在食物上大量洒盐，直到其他人都觉得我的食物太咸了。

55. 吃零食

假设你一天吃三餐的话，你通常是否需要吃零食，或在两餐之间进餐？或者，你那三餐把你身体功能推至最佳表现吗？

A. 我很少想要或需要零食。

B. 我偶尔在两餐之间想要或需要零食。

C. 我经常在两餐之间想要或需要零食

本页得分：

A = _____   B = _____   C = _____

56. 零食喜好

好的零食除满足你的食欲外，还会为你提供持久能量并改善你的情绪健康。而且，它(如嗜甜)应该不会产生负面影响。考虑到这点，以下哪个选择最适合形容你对零食的喜好？

A. 我通常不需要零食，但如果我要吃，我会选择甜食。

B. 我有时候需要零食，任何种类也可以。

C. 我的确非常想要及需要零食以达最佳状态。甜点不太好，最好是蛋白质及脂肪(肉类、鸡肉、 奶酪、煮鸡蛋、坚果)

57. 打喷嚏

我们通常认为打喷嚏与感冒或过敏有所关连，但某些人即使没病痛也没过敏，对每天打喷嚏也视作理所当然。例如，有人经常在进食后打喷嚏。本问题关于短暂、一至两个一不连续、不持久的喷嚏侵袭。谨记这点，请选出最能描绘你的选项。

A. 除非患病或过敏，我很少打喷嚏。

B. 我偶然会在没病或没过敏的时候打喷嚏，但是不定期发生。

C. 我经常打喷嚏及/或会在餐后打喷嚏。

本页得分：

A = _____   B = _____   C = _____

58. 社交能力

很多人认为社交倾向是后天培养。然而，我们可以看到，同一个家庭的兄弟姊妹，即使经历同一生活体验，其社交能力也受先天的倾向影响。暂且撇开你家庭或朋友对你的影响，你会如何形容你在社交方面，天生的内在倾向？

A. 我偏向有点"反社会"。我喜欢独处，对社交聚会或派对感到难以应付，所以通常很快就逃之夭夭。

B. 我在中间——不算反社会，但又不特别抗拒与别人相处。

C. 我是一个社交能手，善于交际，喜欢与人作伴，不喜欢独处。

59. 酸味食物

酸，跟咸、甜一样，是六种味道之一。某些人真的很喜欢甚至热爱酸味食物，如腌黄瓜、酸泡菜、柠檬汁或酸奶；而其他人则很抗拒或不太喜欢酸味食物。以下哪项最能描绘你对酸味食物的反应？

A. 我通常不关心酸味食物。

B. 我没有特别喜好，与其他食物的喜好程度差不多。

C. 我非常喜欢(一些)酸味食物。

本页得分：

A = _____   B = _____   C = _____

60. 身心耐力

耐力是指身体的持久力，或经历长时间工作而不觉疲惫。这种能量取决于我们吃些什么。有些食物优化身心耐力，而有些食物则明显将之降低。哪种食物最能支撑你的耐力？

如果我吃了以下某种食物，我的耐力会增强：

A. 较清淡食物，如鸡肉、鱼、水果、蔬菜、谷物。

B. 几乎所有有益健康的食物。

C. 重口味及高脂肪食物。

61. 摄入糖份

应该没有人会不喜欢甜食，但本问题不在于你喜欢与否，而是当你吃到甜的东西(如蛋糕、饼干、糖果等)以后，会有什么反应？

A. 即使要我把甜食全部吃完，我也不会感到困扰。甜食能满足我的胃，不会出现负面反应。

B. 我有时会觉得吃太多甜食令我不太舒服，但总算能满足我的食欲。

C. 我真的不太嗜甜，经常产生不良反应及/或令我更渴望吃到更多甜食。

本页得分：

A = _____   B = _____   C = _____

62. 肉类早餐

本问题中的肉类是指肉类蛋白质，如火腿、香肠、培根、牛排、汉堡和三文鱼。如果你在早餐时吃到肉类与没吃肉类相比，会有什么感觉？谨记，本问题不包括可作上述动物性蛋白质代替品的鸡蛋、牛奶或奶酪。

A. 没有肉比较好，肉类使我觉得更疲倦、昏昏欲睡、愤怒、烦躁、口渴，或令我上午就觉得失去能量。

B. 视乎情况，吃与不吃都可。

C. 早餐吃到肉类令我更有活力与耐力，直到午餐前都不会肚子饿。

63. 红肉午餐

本问题中的红肉是指肉类蛋白质，如牛或羊。如果你在午餐时吃到红肉与没吃红肉相比，会有什么感觉？谨记，本问题不包括可作上述动物性蛋白质代替品的鸡蛋、牛奶或奶酪。

A. 没有红肉比较好，红肉使我觉得更疲倦、昏昏欲睡、愤怒、烦躁、口渴，或令我失去能量。

B. 视乎情况，吃与不吃都可。

C. 午餐吃到红肉令我更有活力与耐力，直到晚餐前都不会肚子饿。

本页得分：

A = _____   B = _____   C = _____

---

64. 红肉晚餐

本问题中的红肉是指肉类蛋白质，如牛或羊。如果你在晚餐时吃到红肉与没吃红肉相比，会有什么感觉？谨记，本问题不包括可作上述动物性蛋白质代替品的鸡蛋、牛奶或奶酪。

A. 没有红肉比较好，红肉使我觉得更疲倦、昏昏欲睡、愤怒、烦躁、口渴，或令失去能量。

B. 视乎情况，吃与不吃都可。

C. 晚餐吃到红肉令我更有活力与耐力，直到就寝前都不会肚子饿。

65. 晚餐喜好

假如你将要乘搭一班没有食物供应的长途飞机，你饿了，我决定登机前先吃一顿晚餐。餐听的菜单只提供三种选择：主菜1、2及3。由于机程长，你必须进食一些能让你清醒并补充体力的食物。你会选择哪款主菜来提供你最佳耐力、能量和警觉性？

A. 主菜1——去皮的鸡肉，饭、沙拉及苹果馅饼。

B. 主菜2——主菜1及3的组合，每款食物也有少量。

C. 主菜3——加入胡萝卜、洋葱和马铃薯的炖肉，配以饼干和肉汁，还有最后的芝士蛋糕。

本页得分：

A = _____   B = _____   C = _____

计算测试得分　识别你的类型

恭喜你已完成这个自我测试！你即将确定自己所属的独有代谢型态！这是你旅程的重要一步，出发去探索一个更健康、更幸福的自己！

你现在需要做的是计算你的分数。做法非常简易。只需按照以下三个简单做法：

1. 在自我测试的每一页，把你圈出的A、B及C选项加起来，并在页面末段的"本页得分"一栏填上小计。

2. 然后，把每页的小计加起来，在下面的分数栏填上：

A答案总计 = _____

B答案总计 = _____

C答案总计 = _____

3. 接下来，请参阅上面分数栏，再按照下列标准，选择你的代谢型态分类：

- 如果你的A答案数目为5个或明显高于B答案及C答案，那么你是属于碳水化合物类型 (例如：A=25，B=20，C=15)

- 如果你的C答案数目为5个或明显高于A答案及B答案，那么你是属于蛋白质 (例如：A=15，B=20，C=25)

- 如果你的B答案数目为5个或明显高于A答案及C答案，那么你是属于混合类型 (例如：A=20，B=25，C=15)

- 如果没有A、B或C答案高为5个或明显比其他两个答案高，那么你是属于混合类型 (例如：A=18，B=22，C=20)

了解你的代谢型态

在最基础层面，代谢型态将你分为：蛋白质类型、碳水化合物类型或混合类型。这些类别反映你身体内部机能运作，以及你如何处理不同种类食物和吸收营养。有证据显示我们胃部的基本形态和形状都大有不同。

除了不同食物种类适合不同人士的代谢型态，各种食物的比例也很重要。顾名思义，蛋白质类型适合摄入高比例蛋白质和脂肪及减少碳水化合物；而碳水化合物类型则需要摄入高碳水化合物并限制摄入蛋白质和脂肪。要估计你所需的食物比例，最简单的方法是，想象你看到一个食物盘，然后将各种食物以准确百分比覆盖，如图所示的百分比用餐比例，你的方向就正确了。

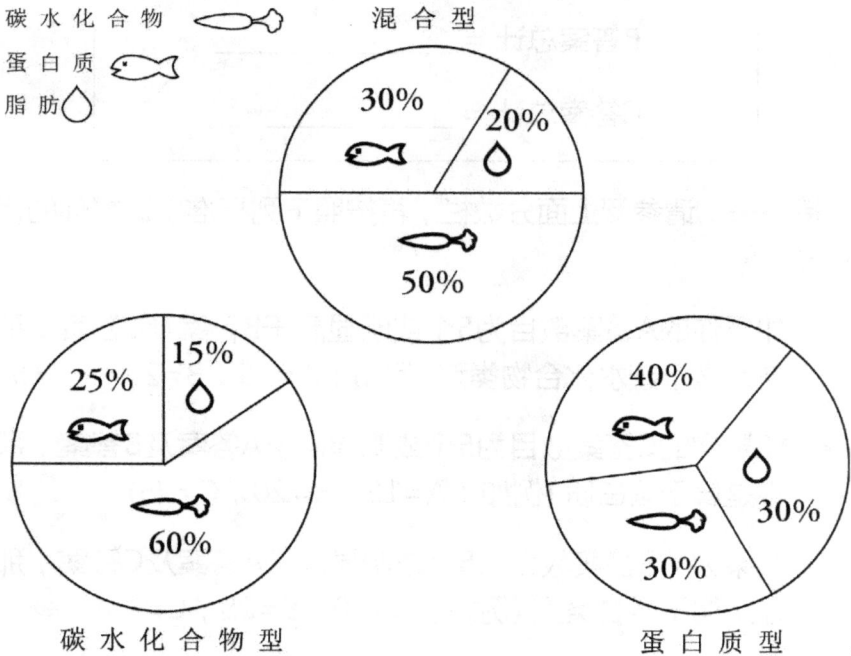

碳 水 化 合 物

蛋 白 质

脂 肪

混 合 型

30%

20%

50%

15%

25%

60%

碳 水 化 合 物 型

40%

30%

30%

蛋 白 质 型

第二章

你的脊柱需要什么？

脊柱侧弯是脊柱异常弯曲。唯一与遗传特征有密切关系... 但饮食可以在疾病开始展现及生长时，协助你开启及关闭最终导致疾病的基因。你的脊椎需要吸收特别营养，而这些营养就是预防医药中最重要的基础元素。

虽然名单好像永无止境，但健康脊柱有的部分营养包括：锰、锌、铜、钙、维生素B6、铁、多种维生素、Omega-3、脯氨酸和氨基乙酸... 什么食物是含有这些营养的丰富来源？你将可以看到很多。

当你采用古石器时代饮食，鱼肉、鸡肉及蛋、动物的肉，以及野生或有机种植的各种富色彩美食，均为你的脊柱提供所需营养，让你吸取我们祖先的饮食智慧。当你所吃的东西最接近其自然状态(如橙，在未榨成橙汁的原型)... 你会获得所有营养，包括包含在内的未知营养。此饮食法会令你远离加工食品的神秘与煎熬．

这需要下一番苦功。我们看到三种代谢型态：混合类型、蛋白质类型和碳水化合物类型。如果你是蛋白质类型人士，而沉迷于适合碳水化合物类型的食物或比例，你可能会觉得更差或产生与你目标相反的效果。相反，如果你吃对属于你代谢型态的食物，你可以改善任何慢性疾病(如脊柱侧弯、心脏病及骨质疏松症等)，甚至可以战胜这些疾病！

代谢型态可能随着时间由于生理及外部因素转变，所以测试必须要持续进行。

第三章

我的古石器时代型态建议

古石器时代饮食清单上有"允许食物"与"非允许食物"列表。我在此向患上脊柱侧弯症的你，推荐一些超级食物，弥补非允许食物"所带来的损失，使你的饮食充实与多元化，更可捕捉本食谱的简易精神。最重要是，这些食物协助你矫正脊柱侧弯，让你受益匪浅。真正的食物给真正的你！

非允许食物

1. 乳制品

早在穴居时代，从野生动物身上挤奶是祖先心目中，最后才会想到的一件事。所以，问题是：能否接受乳制品？大部份人对乳糖和干酪素过敏更进一步把乳制品推到灰色地带。更糟的是，现代的动物饲养和牛奶加工方式，把消费者吓跑。

我的古石器时代型态建议

你可以饮用更高质量、来自牧场草饲动物的有机鲜奶，根据你的代谢类型选择全、低或脱脂奶。

更重要是，我建议你喝发酵乳制品，如酸乳酒、酸奶甚或奶酪，因为发酵过程中已消耗了牛奶中大部份乳糖，减少胰岛素反应。酸乳酒更有一种叫色氨酸的物质，是骨胳肌肉系统生长及发展的重要元素，所以你把酸乳酒纳入日常饮食习惯中，必定有所得益。

2. 加工食品

担心你的脊柱侧弯治疗进度？如果是的话，加工食品并非你的最佳拍档。

我的建议：

无论你是什么代谢类型及你有多爱加工食品，必须严禁它们在你的饮食出现。它们高热量但没营养，会导致你的消化系统失调。由于肠道健康与骨胳发展互相关连，你必定想将满载糖、盐和防腐剂的加工食品从你的列表中剔除。

3. 谷物

我们经常食用谷物，但有一点你可能不知道，就是进食谷物这习惯只在约一万年前开始，当时正值农业革命的开端。早在200万年前，人类就经历进化，我们的基因与当年相比都没有大改变，这正是为何谷物不在古石器时代饮食之列。

谷物含有植酸(或以盐的形态出现时，被称为肌醇六磷酸)及血凝素，会阻隔钙、铁及镁的吸收、破坏消化健康、增加慢性炎症、引起自身免疫力问题及抗胰岛素性。这样的话，为何我们还要吃一些不想被我们吃的食物？麸质是谷物蛋白，更含高份量脯氨酸，其结构难以于正常消化中被分解，是腹腔疾病的元凶。

我的建议：

不管你的身体状况如何或是你属于那种代谢型态，都强烈建你戒除或限制你的谷物摄入量，特别是加工谷物，例如白饭、白面包、饼干、蛋糕、早餐麦片等。

戒除进食谷物对蛋白质类型尤其重要，因为此类型往往是遗传性倾向农业社会前的食品。而碳水化合物及混合类型由于遗传基因让他们较易适应谷物，所以可以摄入有限度的全谷类。

在任何情况下，你只应该进食全谷类，因为其胚芽与麸质未有被提炼过程清除，可提供丰富矿物质、抗氧化物和纤维，而抗炎化合物Omega-3脂肪酸，也可在全谷物找到。

此外，全部谷物在烹调前应经过浸泡，因为当中成含植酸会在肠道内与必要营养给合，令营养不会被肠道吸收。

谷物经过浸泡，可以破坏植酸，让身体可以正常消化吸收，确保整体肠道健康。

4. 豆科植物

我们的狩猎采集祖先在引入农业以前只吃动植物，豆科植物跟谷物一样不在他们的食物链之列。旧石器时代饮食要避免的豆科植物，包括小扁豆、全豆、花生、大豆及鹰嘴豆等。豆科植物含有叫蛋白抑制因子的物质，以及抗营养成分，阻止你吸收食物营养。

我的建议：

我建议，唯一允许是经发酵的豆科植物，包括日本传统食品纳豆。纳豆是用被蒸过的大豆发酵至有一种"坚果"味道，提供更多热量、纤维、维生素B2、铁及近乎多一倍的钙和维生素E。

纳豆真正的好处来自丰富的维生素K，对骨胳发展和强化心脏健康绝对必要。纳豆亦可保持肠道健康，所以你应该每天吃一至二包。

　　另一种发酵大豆食品是由传统日本酱料味噌酱，只需加入鸡蛋及肉末制成味噌汤，容易制作，营养佳，味道好。

　　碳水化合物类型人士较容易承受高淀粉食物，如豆科植物及谷物。因此，他们可适量食用这类食物。

　　蛋白质类型人士的饮食需要高动物性蛋白及高脂肪食物，并减少摄入碳水化合物。因此，豆科植物并不适合他们，应该停止食用。

5. 糖

我们祖先透过天然的健康食物如水果及蔬菜获取糖份；我们今天食用的是经加工的糖，高热量但零营养，所以要采用旧石器时代饮食，可以跟糖份说声拜！

果糖只能通过肝脏进行代谢。你的身体细胞只利用葡萄糖代替果糖作为能量来源。过量的果糖会妨碍食欲调节，令你上瘾。就算只有果糖过量，也会引起代谢综合症，如糖尿病、过胖和心脏病等。

加工后，精制糖缺少了本身藏于甜菜和茎部的天然矿物质。此外，大量进食糖份会令有用的维生素和骨矿物，如钠、钾、镁和钙。当食用太多碳水化合物(如谷物和糖)，高抗拉度的胶原蛋白纤维会由骨骼被抽走，绝对有损你的脊柱健康及影响改善你脊柱侧弯状况的效果。

我的建议：

　　不管你是什么代谢型，强烈建议你戒除或限制糖摄入量，尤其精制糖。

　　甜叶菊是来自南美洲的天然草本植物，是很好的替代品及最安全的调味剂，不会增加胰岛素或对你的脊柱发展造成伤害。

允许食物：

1. 动物产品

根据传统智慧，很多刚开始旧石器时代饮食的人士会担心动物产品内所含的饱和脂肪，会导致癌症、心脏病、过胖、糖尿病、细胞膜机能失常，甚至神经系统疾病如，如多发性硬化。

然而，很多科学研究指出，经加工后的植物油带有反式脂肪酸，所以这些油才是现代疾病的元凶，而不是天然的饱和脂肪。

我的建议：

尽管有上述的科学结论，你应该进食以草饲或自由放养而不是以谷饲的肉类和蛋。此外，应以野生鱼类代替饲养鱼类，因为我们的祖先只进食身体脂肪会随季节转变的野生动物，而野生动物不会常年存有高饱和脂肪。

此外，谷饲的动物及饲养鱼类均在狭小区域生活，接触化学物质，如抗生素，因此，进食这些动物和鱼，只会令你身体存在越来越多化学物。

更重要是，你应该根据你的代谢型态调整饮食。例如，碳水化合物类型人士应进食低嘌呤肉类来源，而蛋白质类型则应进食高至中度的嘌呤肉类来源。同时混合类型可组合两种。请细阅每种类型的建议食物指南，了解何种食物来源含有高或低嘌呤。

2. 健康脂肪

食物中的脂肪，不论饱和与否，都并非导致任何文明慢性疾病的原因。我们的身体是为转化饱和脂肪成能量来源而设计。

动物脂肪含有很多营养，预防癌症及心脏病；癌症和心脏病增加主要是因为大量摄入植物油。

我的建议：

你要注意好的脂肪(饱和脂肪)并不是你致肥原因，反而是你必须减低血液内的坏胆固醇。可选择的好脂肪种类繁多，可令你的每一餐更多元化，吃得更愉快，更可保持健康要素。你可使用椰子油、橄榄油、鳄梨油、黄油、酥油和动物脂肪这些健康脂肪和油，为身体作补充，更可让你的食物更添美味。

不过，以下的脂肪会引致心脏病、癌症、学习障碍、骨质疏松症及其他更多健康问题：

- 脂肪和油(甚至植物油)在加工及烹调时被非常高温加热。
- 全氢化和被部份氢化的油。
- 工业加工液体，如大豆、玉米、棉花种子和油菜籽。

3. 蔬菜与水果

今天，蔬菜及水果被受追捧，为你日常饮食注入新鲜感。它们对改善脊柱侧弯症有用吗？

我的建议：

虽然蔬菜的确是任何健康饮食的一部份，更包含有价值的营养、矿物质和维生素，但某些蔬菜又比另一些好。选择得当所获得的营养，可满足你脊柱的需要和适合你的代谢型态。碳水化合物类型可摄入较高淀粉及高血糖蔬菜。在建议指南列出。

有机农夫种出多种非转基因、不含杀虫剂的蔬菜，尝试以此类蔬菜作为你每餐的一半食粮，并要作出明智选择。例如，卷心莴苣或薯条主要由水组成，近乎零营养价值。高铁的生菜和菠菜是一个更好选择。

水果并非如你想象中的健康，主要是果糖、一些维生素、矿物质及其他营养。这些维生素和营养轻易由没有果糖的肉类和非淀粉类蔬菜摄取。无论会否引致疾病，大家都屈服于新鲜水果及果糖之下。

我建议另一种"超级"食物——酸泡菜及韩国泡菜，都是经培养的卷心菜，已存在超过数千年，为愈合和建立消化系统带来极大贡献，而你的肠道健康更与你的骨胳发展有极大关连。

4. 坚果与种子

坚果和种子是非常方便的零食，可在任何地点适量摄入优质营养。大部分坚果与种子是穴居者的饮食，但在加入你饮食之前，你需要考虑某些因素。

我的建议：

就像谷类和豆科植物，某些坚果和种子使用的防御机制可能会损害你的健康。举例说，某些坚果和种子内的植酸和血凝素会刺激消化道，阻碍矿物质吸引；如是者，你只能从坚果和果子获得很少的营养价值。

浸泡坚果和种子是去除植酸、血凝素和其他反营养物的好方法。使用盐水浸泡一个晚上，再在太阳底下或使用脱水器晾干，确保不会发霉。

蛋白质类型建议食物种类

蛋白质			碳水化合物		油/脂肪	
肉类家禽	海鲜	乳制品	蔬菜	水果	坚果/种子	油:
高蛋白	**高蛋白**	**全脂**	**无淀粉**		**全部可以**	**全部可以**
酱肉	凤尾鱼	奶酪	芦笋	鳄梨	胡桃	黄油
肉酱	鱼子酱	白软干酪	奶酪	橄榄	南瓜	奶油
牛肝	鲱鱼	奶油	豆科植物	椰子	花生	酥油
鸡肝	淡菜	蛋	花椰菜	未完全成熟：	葵花籽	葵花籽油
中蛋白	沙丁鱼	蘑菇	芹菜	青苹果	芝麻	花生油
牛肉	**中蛋白**	酸乳酒	蘑菇	梨	杏仁	杏仁油
培根	鲍鱼	酸奶	菠菜	杏	腰果	橄榄油
鸡*	蛤	**低蛋白**	洋葱		巴西	亚麻油
鸭	蟹	豆科植物	胡萝卜		核桃	胡桃油
家禽	小龙虾	坚果	**高淀粉**	**高淀粉**	榛果	
鹅	龙虾	纳豆	（只限绿尖）	（只限绿尖）	栗子	
肾	鲭鱼	意大利大豆	马铃薯（只限经黄油煎煮）		阿月浑子果实	
火鸡*	周贝	全部可以	笋瓜			
小鸡	虾					
野味	蛤牛					
	乌贼					
	鲔鱼（黑）					

*黑肉最主

每餐需包含来自这些来源的蛋白质，但奶制品、豆科植物或坚果
并不可以用来代替主餐肉类

碳水化合物类型建议食物种类

蛋白质			碳水化合物				油/脂肪	
肉类/家禽	海鲜	乳制品	蔬菜			水果	坚果/种子	油/脂肪
白肉	白鱼肉	无/低脂肪	高淀粉	中淀粉	低淀粉	全部可以	有节制食用	有节制
鸡胸	鲶鱼	奶酪	马铃薯	甜菜	甜菜叶	苹果	胡桃	黄油
小母鸡	鳕鱼	白软干酪	南瓜	玉米	西兰花	杏	南瓜	奶油
火鸡胸	比目鱼	酸乳酒	芥菜	茄子	抱子甘蓝	浆果	花生	酥油
猪肉(瘦)	黑线鳕	奶	甘薯	豆薯	卷心菜	樱桃	葵花籽	油：
火腿	大比目鱼	酸奶	山药	秋葵	牛皮菜	柑橘	芝麻	杏仁油
	鲈鱼	蛋		防风草	羽衣甘蓝叶	葡萄	杏仁	亚麻油
	幼鳕鱼	豆科植物 有节制食用		小萝卜	黄瓜	甜瓜	腰果	橄榄油
	鲥鱼	低淀粉		西葫芦	大蒜	桃	巴西	花生油
	鲑鳟鱼	豆腐		矮性南瓜	甘蓝菜	梨子	榛果	芝麻油
	鲔鱼(白)	坚果 有节制		黄色长南瓜	绿色蔬菜	波萝	核桃	葵花籽油
	大菱鲆			萝卜	洋葱	梅子	栗子	胡桃油
				小胡瓜	欧芹	蕃茄	阿月浑子果实	
					胡椒	热带	椰子	
					青葱		山核桃	
					豆芽		夏威夷果	
					蕃茄			
					水田芥			

只限偶尔进食瘦红肉或全部限制

注意：高淀粉食物是高血糖食物

第四章

旧石器时代型态厨房

厨房贮备

当你有可用的烹调材料，每次走进厨房都总会给你满足感，还有什么比得上为家人与所爱的人煮一顿爱心晚餐？

一个贮备充足、有所需要材料的厨房，会令你更想善用和多下厨，更可节省你的宝贵时间与金钱。我家厨房必备以下材料。

1. 香料与香草

亲手把购买回来的香料和香草磨碎，保存最大效能，并确保味道更丰盈。

⊃ 姜

姜是一种产于东南亚热带地区Zingiber Officinale 的植物根茎，可制成美味佳肴、香料和天然药物。

其高药用价值主要反映在改善消化健康、消除恶心和晨吐、减轻反流症状、缓解感冒、减慢阿尔茨海默痴呆脑细胞流失。在印度和中国，有价值的姜是抗炎症的天然药物，最常用于治疗关节炎和风湿。

即使我们暂时忘了其药用价值，姜的可口和辛辣口味与香气，令每餐都充满刺激。

姜也是一种天然防腐剂，只需在食物加入一小块压碎的姜，你的剩菜就可以储存得较长久。

⊃ 肉桂

肉桂是其中一种常用香料，也是含有丰富锰、铁和纤维的中国传统医药之一，同时更是一种强大抗氧化剂和天然食品防腐剂。肉桂混合蜜糖不但味道佳，而且可以治疗很多疾病。

⊃ 罗勒

被大量使用于意大利菜式，甜罗勒是一种高度芳香的香草，你可在室内种植并只需每天放在太阳底下至少六小时即可。我常常把其用于沙拉、砂锅菜或只是添加到已切碎的生虾和扇贝。

⊃ 辣椒

黑胡椒、青椒和白胡椒都来自辣椒植物的果实，其颜色反映不同阶段生长和加工方法。黑胡椒被广泛用作菜肴的香料或调味料。我喜欢在烹调的最后过程加入磨碎的黑胡椒，以保持其最大风味。

此外，辣椒是锰、维生素K的丰富来源。

⊃ 百里香

百里香具穿透性的香气使其成为最被广泛使用的香草之一。我会将新鲜百里香加入汤里调味，享受其细腻味道。无论是新鲜或干的百里香都应该在烹调的最后程序加入，以免其芬芳的味道流失。

⊃ 牛至

牛至经常被加到地中海或墨西哥菜式，配以蕃茄烹煮的味道尤佳。

牛至含丰富维生素K，其油份有消毒和抗炎症功效。

2. 牛、小牛与鸡汤

清汤对于脊柱侧弯症患者是一种完美的解药，煮汤前要谨记提前准备好有机材料。骨汤是多种传统饮食的一部份，其丰富营养赢得全球青睐。

让我们先列出一些可以在美味清汤内找到的好东西：

- 可由骨汤及高汤获得其他食物及饮食所缺少的镁。

- 可直接由骨及软骨吸收胶原蛋白和明胶，无需服用商业的明胶补充品。

- 骨汤及高汤可能是最佳的钙来源之一。

- 骨髓中含蛋白质及大量矿物质。

- 硫、钾和钠对你的健康很重要是由于其拥有的电解质。

3. 健康的油与脂肪

- 椰子油：包含高饱和脂肪比例，可用于高温烹调。需因应不同代谢型态调节份量。

- 特级初榨橄榄油：由初次冷榨的橄榄树果实制作。我将它存放在一个黑暗的食物柜，远离热源，用于沙拉的效果会更佳。

- 鳄梨油：我将其用于烹调及制作沙拉。一般有高冒烟点或芬芳香气，适合用于高温油炸和烧烤。

- 有机黄油：由草饲牛的奶制作，有高熔点。在旧石器时代类型饮食，三种代谢类型所用份量都有所不同。

4. 坚果与种子

将坚果和种子以盐水浸泡几小时可去掉大部分植酸及其他抗营养物。植酸阻碍钙、铁及镁吸收、破坏消化健康、增加慢性炎症和中和酵素抑制剂。彻底洗净后放在阳光底、脱水器或以烤箱烘干。

在所有种子当中，亚麻籽的Omega-3比Omega-6为高，但其Omega-3为亚麻油酸形态，需拉长至EPA和DHA以被人体使用。

核桃、栗子、榛子、腰果和杏仁是我最喜爱的零食。将坚果烤焗就更丰富美味。更重要是，他们的味道及爽脆为不同菜肴增添不平凡。我最喜欢把烤过的芝麻籽洒在沙拉上。

5. 罐装椰奶

椰奶是旧石器时代饮食中的主食之一，经常被用作乳制品或奶油的代替品。它是泰国咖喱的基础原料，含丰富的磷，是强化骨酪必要营养。我甚至试过以椰奶、蛋黄、蜜糖及香草精，制作旧石器时代冰淇淋。

6. 海盐

海盐由海水经过自然蒸发所形成，含有98%氯化钠及2%矿物质，如铁、镁、硫或碘等，但不包括碘化钾。

7. 甜味剂

我的厨房必备枫糖浆和生蜂蜜，因为它们是最安全的甜味剂。

8. 果脯

经常使用的果脯有李子、香蕉片、葡萄干、杏、海枣、樱桃、芒果及蔓越橘等，只需去除其大部分水份以作保存，营养有利于各种代谢型态人士。但，你应该远离增加防腐剂(如二氧化硫)及糖份的化学加工果脯，因为会降低其营养价值。

9. 黑酱油

黑酱油是日本调味品，颜色非常深，有一种近乎烟熏的味道，是味噌发酵过程的副产品，天然不含麸质。

10. 味噌酱

味噌酱是传统日本酱料，由发酵大豆制成，加入细菌或真菌培养，引发鲜美。我经常在味噌汤加入蛋和肉末，非常美味可口。

11. 蛋

很多人只吃蛋清，因为他们认为蛋黄含高胆固醇，可引起心脏疾病。事实上，蛋黄是鸡蛋里最健康部份，含超过90%微量营养素和抗氧化物，同时有100%脂溶性维生素，对身体非常重要。我每天都会吃三至四只。

12. 酸奶

我喜欢在酸奶加入水果，当我吃到水果时，酸奶微酸的味道将会被隐藏。同时，与别不同的多种口味配搭可充份刺激我的味蕾，而且感觉无限延伸。

13. 罐头食品

我的厨房永远都存放着罐头蕃茄，其抗氧化蕃茄红素较新鲜蕃茄更多。

厨房设备

以下是我最常用的厨具：

1. 汤锅

炖汤需要细熬慢煮，在中国广东省非常流行。炖汤的鲜美在你味蕾持久不散，就算食用两小时，亦能感到其余香！瓦煲、大汽锅... 差不多每个家庭都应该有一个这类大小不同的陶器。作为一个忙碌的医疗专业人士，我爱以骨汤作汤底，快捷方便。

我偶尔使用不锈钢真空保温锅炖汤，做出传统汤锅的功能而无需用电。其不锈钢内锅用作煮食，真空绝缘外层则保持食物温度好几个小时，不用燃烧或担心烧焦。把几块粗剁骨加水放入内锅，在炉头烹煮30分钟至一小时，清除顶部浮渣再加入其他材料炖一小时后，放入保温锅外容器，收紧盖子。第二天，就会有一碗美味、奇妙的汤放在你面前。

2. 厨师刀

中国俗语有云："工欲善其事，必先利其器。" 一个好厨师必须有一把锋利的刀，适合他掌形而且可用于所有用途，包括切、剁和切片。刀片通常为8至14英吋长。

3. 剪刀

厨房剪刀是一个非常利害的工具，有一个强大的支点。我经常用于切断鸡胸骨，而且不留下任何碎片，不用担心老人与小孩可能会被引致窒息，进食更安全。

4. 砧板

砧板可以木材、塑料、竹或玻璃制造，而当中木材及玻璃砧板在商业厨房使用。当要切生、熟食物，或肉类、蔬果，我都用不同的砧板，避免交叉污染。

5. 慢炖锅

慢炖锅是个电子炖盅，大小由1夸脱至8 ½夸脱不等，内设程式可预设烹煮时间，让你可以根据自己喜好安排其他事情。

6. 砂锅

砂锅是个很大、很深的耐热盘，亦可用作上菜容器。您可在之前一晚使用砂锅准备早餐，第二天再放入烤箱，就有一顿美味的早餐。

7. 锅

铁锅是原产于中国的圆底烹调器，常用于炒、蒸、煎、炸、水煮、炆、烧和炖。你应该选择一只合需要及适用于你炉子的锅。

8. 食物处理器

这个厨房电器是一个节省人力的设备，其擅长切片、切碎、剁及把蔬果制成浆，以及磨碎奶酪或切黄油用作糕点皮等，也可制作奶油稀汤而不会像搅拌器做出来的细滑。

9. 脱水器

脱水器去除食物水份，以及应用于水果、蔬菜和肉类脱水。你可根据需要、空间、预算和产品保修，选择品牌与型号，用以制作干的水果和蔬菜作为你的健康小吃，同时保存其味道和香气。

除了制作干蔬果和肉类外，脱水器可以制作酸奶、纳豆、脆坚果和种子，绝对是多用途工具！

10. 杯与匙

如果你想要跟着食谱做菜，特别是如果你是烹饪新手，量杯和匙是你最佳拍档。

11. 木匙

木匙是日常厨具，常用于搅动和小炒。木头纹理天然，不同形状和图案令整个烹调过程更有趣。

12. 铝箔

铝箔是被广泛使用的家庭用品，速煮、烧烤和方便厨房清理，我喜欢用铝箔烤三文鱼和鸡翅。我也常用它包裹芹菜并放置于冰箱的蔬菜格，令芹菜持续约两周仍新鲜爽脆。

烹饪智慧

1. 鹿肉和鸵鸟是低脂肪肉类。烧得过熟会造成韧性。

2. 放进铁锅的第一种材料永远是洋葱，炒至半透明后加入姜和大蒜，令其香味进入油内，但不要放太久，令大蒜变成焦黄色。

3. 不要将新鲜或冷藏凤梨加入明胶或果冻。这些水果，包括无花果、猕猴桃、番石榴、姜和木瓜，都含有一种叫菠萝蛋白酶的酵素，破坏明胶，令其不能增厚。这些酵素可经烹煮开释，因此，罐头凤梨和猕猴桃则可以使用。

4. 小牛骨较牛骨有更多胶原蛋白，令汤汁更厚，更香浓。

5. 不论你用哪种形态的明胶，永远不要放入微波炉烹煮！

6. 汤水食谱通常是参考多于是严格公式，它们的美好在于灵活性、经济及其作为"碗中盛宴"的潜力。

7. 加入已煮熟的肉类补充汤、沙拉、砂锅菜、馅料、鸡蛋菜式、卷饼和三明治的蛋白质。

8. 如果你要在汤中加入中国香草，就要避免使用不锈钢、铝或铜制的锅，因为部分香草会与这些锅产生化学反应。

9. 烧烤时不要把食物烧焦，会释出致癌物。

10. 避免使用杜邦及不粘锅，因为其涂层受热时会释放毒素并进入你的食物。不锈钢、铸铁锅和酷彩的搪瓷炊具是不错的代替品。

11. 浸泡原谷物、坚果和种子一整夜可摆脱植酸及其他抗营养物，更易消化。

12. 自己制作沙拉酱比较到店里买的健康，因为较为新鲜，而且你可监察所用材料。

13. 椰子油、黄油、猪油和动物脂适用于高温烹煮；橄榄油和芝麻油适用于中至低温烹煮及用作沙拉油。

14. 自己在菜园种植香草，或以花盆种植清新香草。

第二部份

健康脊柱美食
——食谱

第五章

关于食谱

合共115款食谱，每一款都不仅目标协助你修复脊柱，同时亦希望改善你整体的身心健康。我把食谱排列成沙拉、汤、肉类、家禽、海鲜及小吃多个类别，希望你、你家庭和朋友享受到每款特制食谱内的一份爱。

另一件需要注意的是，食谱是为各种代谢型态特别设计，所以你坚持使用适合你代谢型态的食谱，提升健康和生活形态。如果食谱内没有你的代谢类型的材料和信息，代表该食谱不适合你的代谢类型，因此你应该避免烹调。相反，你可根据自己的"允许食物"用以取代食谱当中的材料。

这些食谱不是硬性规则，当你成功掌握烹调技术后，你可以加入你的丰富创意，令食谱变得更独特。

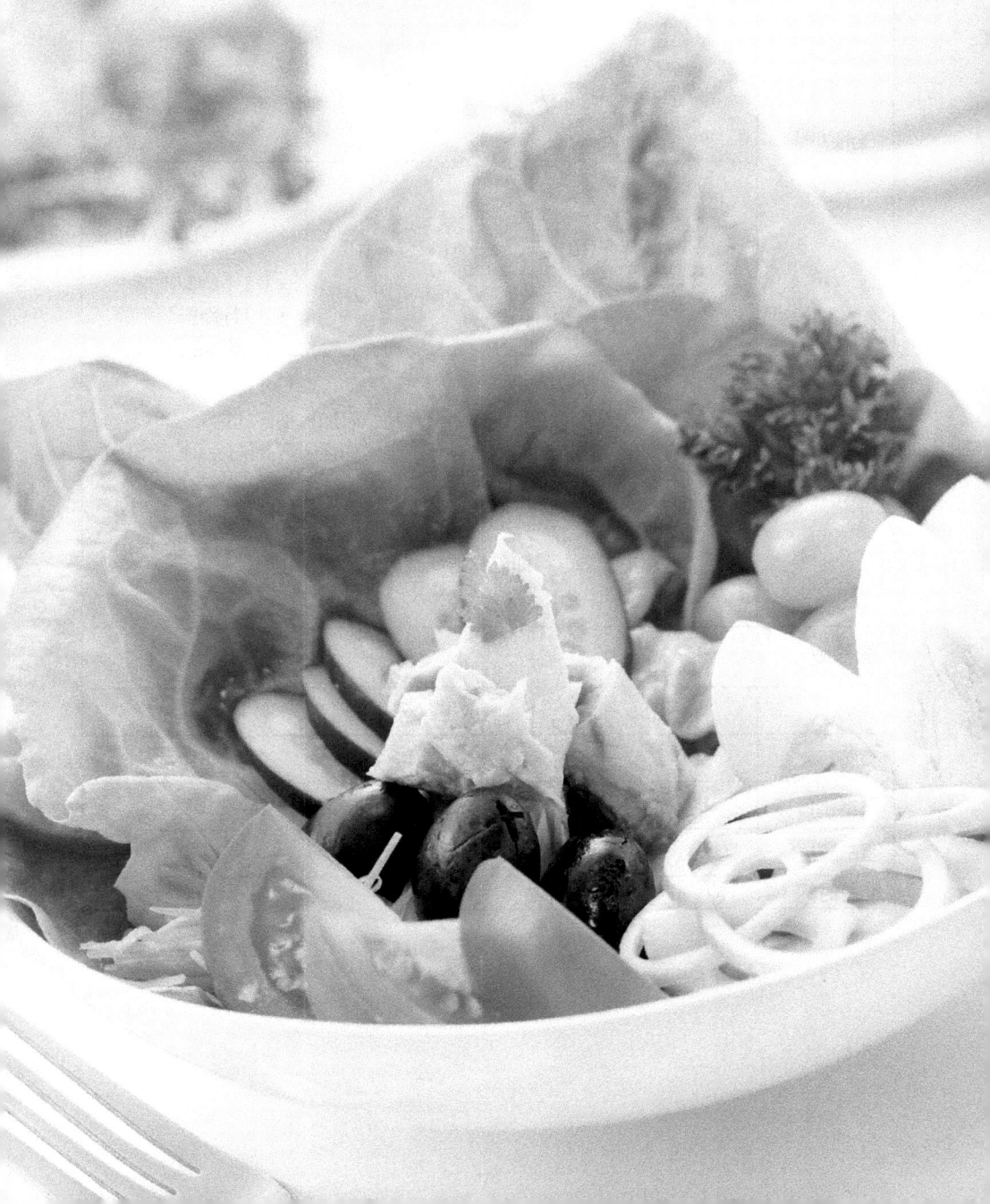

沙拉

扇贝夏日沙拉

	蛋白质类型	混合类型	碳水化合物类型
材料	• 1份葡萄柚汁 • 1份有机橙汁 • 1份酸橙汁 • 1品脱小蕃茄 • 少量芫荽叶(切碎) • 适量海盐调味		
	• 1磅扇贝 • ¼个红洋葱(切幼粒) • 2个鳄梨(切粒)	• 1磅扇贝或鲔鱼 • ¼个红洋葱(切幼粒) • 2个鳄梨(切粒)	• 1磅鲔鱼 • ¼个红洋葱(切幼粒) • 1个鳄梨(切粒) • 1杯新鲜蒸芦笋
做法	• 把一个注满水的中号锅加热至沸腾，可加入稍多的盐 • 检查扇贝，因为有时候会有一些小"胡须"需要清除。把扇贝加入烹煮中的水，煮约5分钟。 • 同时，在一个大碗里混合洋葱、柑橘汁、鳄梨、蕃茄、芫荽叶及盐。 • 加入扇贝混合。可即进食或把碗放进冰箱，让扇贝冷却。		

营养值

热量	256	247	234
脂肪	10克	9.2克	8克
碳水化合物	19克	18.4克	16克
蛋白质	24克	23.7克	22.4克

准备时间：15分钟　　　　份量：4人

大虾鳄梨沙拉

	蛋白质类型	混合类型	碳水化合物类型
材料	• 3汤匙新鲜酸橙汁 • ⅔杯青洋葱(切细) • ⅔杯芫荽叶(切细) • 海盐及鲜磨黑胡椒调味		
	• 1磅去壳大虾 • 2个鳄梨(去皮、去核、切粒) • 2个中型梨(去皮、去核、切粒) • 2汤匙特级初榨橄榄油	• 1磅去壳大虾或鲔鱼 • 2个鳄梨(去皮、去核、切粒) • 1个中型芒果(去皮、去核、切粒) • 2汤匙特级初榨橄榄油	• 1磅鲔鱼 • 2个鳄梨(去皮、去核、切粒) • 1杯新鲜蒸芦笋 • 2个中型芒果(去皮、去核、切粒) • 2汤匙特级初榨橄榄油
做法	• 小碗内放入香醋，加入酸橙汁及橄榄油。 • 盐和黑胡椒搅拌调味。放一边。 • 大碗内混合芒果、鳄梨、青洋葱、芫荽及虾。倒入香醋搅拌。沙拉最好冷食。如果你不是立即上桌，可先放凉。		

营养值

热量	259	239	231
脂肪	12克	10.6克	9.4克
碳水化合物	27克	25.3克	20克
蛋白质	15克	14.6克	14.2克
准备时间：15分钟	份量：4人		

鳄梨培根鱼沙拉

	蛋白质类型	混合类型	碳水化合物类型
材料	• 2汤匙切细鲜小茴香 • 2汤匙柠檬汁 • 海盐和黑胡椒 • 烧油		
	• 1磅三文鱼排 • 1杯碎煮熟培根 • ¼杯切细红洋葱 • 1个中型鳄梨(去皮、去核、切细片)	• 1磅黄鳍鲔鱼排 • ½杯碎煮熟培根 • ¼杯切细红洋葱 • 1个中型鳄梨(去皮、去核、切细片)	• 1磅黄鳍鲔鱼排 • ½杯碎煮熟培根 • ½杯切细红洋葱 • ½个中型鳄梨(去皮、去核、切细片) • 1杯新鲜蒸芦笋
做法	• 高温加热平底锅2分钟。 • 用油刷鲔鱼或三文鱼，洒上盐和黑胡椒。 • 放入加热平底锅煎至外皮金黄，每面约3分钟至三分熟。 • 冷却鲔鱼或三文鱼，切幼粒。 • 混合其他材料。 • 单独食用或混合其他蔬菜。		

营养值

	蛋白质类型	混合类型	碳水化合物类型
热量	187	171	165
脂肪	13克	11克	9.6克
碳水化合物	14克	11克	8克
蛋白质	16克	15.2克	14克

准备时间：10分钟　　　份量：4人

蔓越橘鲔鱼沙拉

材料	蛋白质类型	混合类型	碳水化合物类型
	• 12盎司罐头鲔鱼 • ¼杯蛋黄酱，可加更多调味		
	• 3根芹菜茎(切细) • ¼杯切细红洋葱 • ½杯葡萄干	• 2根芹菜茎(切细) • ¼杯切细红洋葱 • ½杯蔓越橘干	• 1根芹菜茎(切细) • ½杯切幼粒黄瓜 • ½杯切细红洋葱 • ½杯蔓越橘干
做法	• 于碗中简单混合所有材料。 • 在室温或冷却后上桌。		

营养值

营养值	蛋白质类型	混合类型	碳水化合物类型
热量	353	337	324
脂肪	20克	18.9克	17克
碳水化合物	8克	6.9克	5.7克
蛋白质	33克	33克	32.4克

准备时间：10分钟　　　份量：2人

芝麻酱鸡肉沙拉

	蛋白质类型	混合类型	碳水化合物类型
材料	• 5汤匙特级初榨橄榄油 • 2汤匙芝麻酱 • 2汤匙雪利酒醋 • 芝麻籽装饰		
	• 2磅自由放养鸡腿切成约1吋小粒 • ½杯粗剁欧芹 • 4根红萝卜(磨碎) • 4根小萝卜(切片)	• 2磅自由放养鸡腿切成约1吋小粒 • ½杯粗剁欧芹 • 3根红萝卜(磨碎) • 6根小萝卜(切片)	• 2磅自由放养鸡腿切成约1吋小粒 • 1杯粗剁欧芹 • 2根红萝卜(磨碎) • 8根小萝卜(切片)
做法	• 自由放养鸡用少量盐及胡椒混合2汤匙橄榄油调味。 • 用高温烤箱把自由放养鸡烤10分钟，搅拌1或2次，让其稍微冷却。 • 搅拌余下的橄榄油、芝麻酱和醋。 • 在大碗混合自由放养鸡、红萝卜、小萝卜和欧芹。 • 将沙拉酱淋在上面。 • 在室温或冷却后上桌。		

营养值

	蛋白质类型	混合类型	碳水化合物类型
热量	600	532	468
脂肪	38.3克	25克	18克
碳水化合物	7克	5.7克	4克
蛋白质	67克	63.5克	58克

准备时间：20分钟　　　　份量：4人

桃子鸡肉沙拉

	蛋白质类型	混合类型	碳水化合物类型
材料	• 1个大熟透桃或油桃，洗净、去核、切碎(不用去皮) • 少量杏仁(切碎) • ½茶匙未经过滤苹果醋(未经加工较佳) • 2汤水橙汁(鲜榨) • ¼至½茶匙咖喱粉 • ¼茶匙磨碎丁香 • 装饰：全叶新鲜有机奶油生菜		
	• 1 ½杯切粒的煮熟自由放养鸡腿 • 1杯切幼粒芹菜 • 3汤匙蛋黄酱 • 2汤匙新鲜欧芹(切细)	• 1 ½杯切粒的煮熟自由放养鸡腿 • ½杯切幼粒芹菜 • 3汤匙蛋黄酱 • 2汤匙新鲜欧芹(切细)	• 1 ½杯切粒的煮熟自由放养鸡腿 • ½杯切幼粒芹菜 • 1 ½汤匙蛋黄酱 • ⅓汤匙新鲜欧芹(切细)
做法	• 桃子、自由放养鸡、芹菜和杏仁一起搅拌。 • 搅拌沙拉酱材料，倒入自由放养鸡混合物。 • 轻轻搅拌。 • 放在有机奶油生菜上面，立即上桌；或放入雪柜冷冻。		

营养值

热量	115	109	105
脂肪	1克	0.7克	0.3克
碳水化合物	28.3克	25.6克	23克
蛋白质	2.9克	2.2克	1.5克
准备时间：20分钟		份量：2人	

培根西兰沙拉

	蛋白质类型	混合类型	碳水化合物类型
材料	• 3汤匙生蜂蜜、B级纯枫糖浆或椰子/棕榈糖 • 3汤匙未经过滤苹果醋(未经加工较佳) • 1杯杏仁或胡桃(切粗粒) • ½杯混杂葡萄干或果脯 • 或1杯切粒新鲜水果：葡萄、樱桃、蓝莓或切碎苹果(可选)		
	• 1杯蛋黄酱 • 15条煮熟培根，切或弄碎至易入口 • 2个大新鲜西兰花，切小朵或更小 • 1个大花椰菜，切小朵或更小	• 1杯蛋黄酱 • 10条煮熟培根，切或弄碎至易入口 • 3个大新鲜西兰花，切小朵或更小	• 1杯蛋黄酱 • 10条煮熟培根，切或弄碎至易入口 • 3个大新鲜西兰花，切小朵或更小
做法	• 在大碗内混合蛋黄酱及蜂蜜或枫糖浆，拌匀(用苹果醋调较酸甜度) • 加入培根、西兰花、花椰菜、坚果及果脯，搅拌至分布平均，沾满沙拉酱 • 如果可放进冰箱或加入冰块的冷藏箱数小时腌至入味最佳。		

营养值

热量	187	172	155
脂肪	8克	6.8克	5克
碳水化合物	5克	4.1克	3.4克
蛋白质	7克	5.2克	4克

准备时间：10分钟　　　　份量：4至6人

阿根廷沾酱牛排沙拉

	蛋白质类型	混合类型	碳水化合物类型
材料	• ¼杯雪利酒醋或红酒醋 • 2瓣大蒜(去皮) • ¼茶匙红辣椒粉 • 1汤匙干牛至叶或¼杯新鲜牛至叶 • 1磅牛后腹肉排 • 3大撮沙拉菜		
	• ¾杯特级初榨橄榄油 • 1大束西新鲜意大利欧芹	• ¾杯特级初榨橄榄油 • 1大束西新鲜意大利欧芹	• ¾杯特级初榨橄榄油 • 1大束西新鲜意大利欧芹
做法	• 中高温预热烤架 • 用搅拌器混合橄榄油、蒜瓣、红辣椒及牛至，加入小量欧芹。 • 用橡胶刮铲、勺子或有机黄油刀松开搅拌叶子。 • 酱料到最后会较易搅拌，继搅拌至顺滑。如需要，可加入一小撮盐。 • 牛排加入小量盐及胡椒，每面烤6分钟。放凉5分钟后切条，混合沙拉菜。 • 阿根廷沾酱淋在沙拉上面。		

营养值

	蛋白质类型	混合类型	碳水化合物类型
热量	79	79	75
脂肪	7克	7克	6.1克
碳水化合物	0克	0克	0克
蛋白质	4克	4克	4克

准备时间：20分钟　　　份量：3人

猪肉沙拉配海枣甜醋

	蛋白质类型	混合类型	碳水化合物类型
材料	• 4个海枣(去核) • 1个大柠檬皮(磨碎) • 8瓣大蒜 • 1汤匙雪利酒醋 • 1份甜茴香 • 4撮混合沙拉菜		
	• ½磅猪里脊肉 • ½杯特级初榨橄榄油 • 2条凤尾鱼	• ½磅猪里脊肉 • ½杯特级初榨橄榄油 • 2片凤尾鱼柳	• ½磅猪里脊肉 • ¼杯特级初榨橄榄油
做法	• 猪里脊肉切片至少于1吋厚度。加入盐和胡椒，备用。 • 海枣、凤尾鱼、柠檬皮、蒜瓣、橄榄油及醋加至食物处理器或搅拌器搅拌至香醋质地厚实。 • 去除茴香根及叶，将球茎切半，去除内核后切幼条。 • 在平底锅加入数汤匙橄榄油烧热。加入茴香快炒约3分钟至轻微金黄、松脆，可多炒一会以软化，味道更温和。 • 加入猪肉，先煮一面，每片加入约一茶匙香醋。 • 3分钟后翻转猪肉，再煮数分钟至金黄，保持质感外脆内软。 • 沙拉菜用余下香醋搅拌，分2份。 • 茴香及猪肉放上面。		

营养值

热量	702	687	653
脂肪	43克	38克	33.2克
碳水化合物	45克	45克	41克
蛋白质	39克	39克	37克

准备时间：20分钟　　　份量：2人

班尼迪蛋沙拉

	蛋白质类型	混合类型	碳水化合物类型
材料	• 4 只蛋 • 1茶匙醋 • 3汤匙新鲜柠檬汁 • 1茶匙第戎法式芥末 • ¼茶匙海盐 • 7盎司包装生菠菜或芝麻菜		
	• 8条培根或意大利熏火腿 • ½杯(1块)黄油(溶解) • ⅛杯切细红洋葱	• 4条培根或意大利熏火腿 • ½杯(1块)黄油(溶解) • ¼杯切细红洋葱	• 2条培根或意大利熏火腿 • ¼杯(1块)黄油(溶解) • ¼杯切细红洋葱
做法	• 如使用培根，用你喜欢的方式煮熟。放凉后弄碎至小片。 • 如使用意大利熏火腿，撕成条状并放入热锅小炒数分钟至香脆。备用。 • 在锅或长柄锅加入3至4吋高的水，加入醋。 • 转至小火，将1只打入咖啡杯，慢慢滑入水中。 • 余下3只蛋重复做法，将它们在锅内平均分布。 • 水保持沸腾，不需完全沸腾，至蛋清变结实，约2分钟。 • 用漏勺取出蛋，放在盘子上。 • 吸走多余水份。		

营养值

热量	335	304	296
脂肪	19.5克	17.8克	14.2克
碳水化合物	35克	30.1克	26.8克
蛋白质	45克	43克	42.3克
准备时间：20分钟	份量：4人		

鸡蛋培根沙拉

材料	蛋白质类型	混合类型	碳水化合物类型
	• 1小棵菊苣 • 3小棵长叶莴苣 • 1份红葱(切细) • 1汤匙雪利酒醋 • 1汤匙芥末		
	• ½磅培根或非熏制咸猪肉(切小片) • 4只蛋	• ¼磅培根或非熏制咸猪肉(切小片) • 4只蛋	• ¼磅培根或非熏制咸猪肉(切小片) • 2只蛋

做法	• 菊苣是传统使用的菜，但如果你认为其太"杂草"，可以新鲜菠菜或芝麻菜代替。 • 撕开菊苣和莴苣至易入口大小。 • 快炒培根/火腿至香脆。 • 保持中火，加入红葱，快炒数分钟后加入醋和芥末。 • 搅拌约20秒，离开炉头，淋在蔬菜上面。 • 沙拉可加入水煮蛋或煎蛋上桌。如要煎蛋，只需用将热油或有机黄油加入平底锅，加入蛋煎至你希望程度。 • 如要水煮蛋，煮一小锅水至轻微沸腾，在碗或杯打入蛋，滑入水中，煮数分钟至蛋清结实，蛋黄半熟。

营养值

热量	306	306	291
脂肪	18.9克	18.9克	16.7克
碳水化合物	14.6克	14.6克	12.3克
蛋白质	19.4克	19.4克	17.9克

准备时间：10分钟　　　　份量：4人

蓝莓沙拉配浆果香醋

	蛋白质类型	混合类型	碳水化合物类型
材料	• 1杯蓝莓 • ¼杯胡桃油 • 1汤匙白酒醋 • 1汤匙蜜糖 • ¼杯木莓 • 海盐调味		
	• 4撮菠菜 • 2个鳄梨(切粗块) • 1杯胡桃	• 4撮菠菜或芝麻菜 • 1个鳄梨(切粗块) • 1杯胡桃	• 4撮菠菜 • 2个黄瓜(切粗块) • ½杯胡桃
做法	• 大碗内加入蓝莓、菠菜/芝麻菜、胡桃及鳄梨/黄瓜。 • 胡桃油、醋、蜜糖及木莓加入搅拌机内，搅拌至顺滑。 • 加盐调味。 • 沙拉上淋上木莓酱，轻拌及上桌。		

营养值

	蛋白质类型	混合类型	碳水化合物类型
热量	229	229	200
脂肪	22克	22克	18克
碳水化合物	29.4克	29.4克	24.15克
蛋白质	23克	23克	21克

准备时间：15分钟　　　　份量：2人

羽衣甘蓝沙拉配鳄梨与榛子

	蛋白质类型	混合类型	碳水化合物类型
材料	• 半个橙榨汁(约¼杯) • 半个柠檬榨汁(约2汤匙) • ½杯榛子油 • 1束羽衣甘蓝 • ½杯榛子(切粗粒) • 海盐及胡椒调味		
	• 1罐沙丁鱼 • 2个鳄梨(去皮切块)	• 1罐沙丁鱼 • 1个鳄梨(去皮切块)	• 1罐鲔鱼 • 1个黄瓜(去皮切块)
做法	• 在碗中混合果汁及油。 • 从羽衣甘蓝叶用刀去除坚韧及不易嚼碎的茎，羽衣甘蓝叶切幼条。 • 加入沙拉酱搅拌羽衣甘蓝、鳄梨及沙丁鱼/鲔鱼。 • 加入盐及胡椒调味 • 洒上榛子		

营养值

热量	561	561	556
脂肪	50克	50克	47克
碳水化合物	29克	29克	26克
蛋白质	9克	9克	9克

准备时间：15分钟　　　份量：4人

茄子茴香沙拉

	蛋白质类型	混合类型	碳水化合物类型
材料	• 1个大茄子 • 1个茴香球(切幼条) • 2汤匙雪利醋 • 1至2瓣大蒜(切碎) • ¼茶匙辣椒粉 • ½茶匙盐 • 1至2个青洋葱		
	• ¼杯特级初榨橄榄油 • ¼杯切碎欧芹	• ¼杯特级初榨橄榄油 • ¼杯切碎欧芹	• ½杯特级初榨橄榄油 • ½杯切碎欧芹
做法	• 茄子切半后再切半，即4份。 • 放在盘子及覆盖好(可用另一个盘子)，然后放入微波炉6分钟至茄子变软，可用叉子刺穿。 • 茄子切条至易入口大小，与茴香球混合。 • 在小碗内搅拌橄榄油、醋、大蒜、辣椒粉和盐。 • 倒至茄子。加入欧芹和青洋葱。拌匀。		

营养值

	蛋白质类型	混合类型	碳水化合物类型
热量	97	97	98
脂肪	5克	5克	5克
碳水化合物	7克	7克	8克
蛋白质	14克	14克	14克

准备时间：20分钟　　　份量：2人

香辣海草沙拉

	蛋白质类型	混合类型	碳水化合物类型
材料	• ¼杯混合的新鲜海草或经浸洗干海草 • 1汤匙苹果醋或米酒醋 • 1汤匙无麦酱油 • 1汤匙蜜糖(可选)* • 1至3小份辣椒酱调味(或少量新鲜辣椒或辣椒粉)		
	• 2个鳄梨 • 4汤匙烤芝麻油	• 2个大黄瓜 • 3汤匙烤芝麻油	• 3个大黄瓜 • 2汤匙烤芝麻油
做法	• 如黄瓜皮很厚及/或被打蜡，用去皮器去皮。 • 垂直切开黄瓜/鳄梨，用匙刮出籽。 • 横切黄瓜呈"月亮"形状。 • 如使用新鲜海草，洗净多余盐(或沙，如新鲜收集) • 如使用干海草，在经过滤的水中浸泡至重新变丰满，过水。 • 如太大片，用厨房剪刀切小片。 • 将其他材料搅拌。 • 黄瓜/鳄梨放在浅的盘上，加入海草及沙拉酱。 • 拌匀。		

营养值

	蛋白质类型	混合类型	碳水化合物类型
热量	209	207.6	207
脂肪	3克	2.8克	2.6克
碳水化合物	22克	22克	21克
蛋白质	14克	14克	14克

准备时间：10分钟　　　份量：2人

爱琴海沙拉

材料	蛋白质类型	混合类型	碳水化合物类型
	• 2 ½个中黄瓜(去皮、去籽和切粒) • 1个中蕃茄(去核及切碎) • ⅓杯青椒(切末) • 8粒去核黑橄榄，每粒切成四份 • ¼杯红酒醋 • 1汤匙牛至(切碎) • 盐和胡椒调味		
	• 6汤匙特级初榨橄榄油 • 2个黄瓜(去皮、去籽和切粒) • 2杯花椰菜小花 • 4块凤尾鱼柳 • 3汤匙羊奶酪	• 4汤匙特级初榨橄榄油 • 3个黄瓜(去皮、去籽和切粒) • 3汤匙羊奶酪	• 2 ½汤匙特级初榨橄榄油 • 4个黄瓜(去皮、去籽和切粒) • 2汤匙羊奶酪
做法	• 在大搅拌或上菜碗混合黄瓜、切碎蕃茄、青椒、黑橄榄、切条青葱 • 碎羊奶酪放上面，沙拉面淋上醋和橄榄油。洒上牛至、盐和胡椒。 • 搅拌后食用。		

营养值

	蛋白质类型	混合类型	碳水化合物类型
热量	173	145	100
脂肪	14克	12克	7克
碳水化合物	10克	8克	9克
蛋白质	5克	3克	3克

准备时间：5分钟　份量：4人

田园沙拉

	蛋白质类型	混合类型	碳水化合物类型
材料	• ¾杯切碎欧芹 • 2小枝新鲜媒墨角兰 / 1 ½茶匙干 • 1个中红葱(切细) • 18盎司包装三叶草豆芽 • 4个小萝卜(切碎) • 2磨黑胡椒 • 3喷天然无盐氨基酸酱油(约½茶匙)		
	• 3杯花椰菜小花 • 1杯西兰花小花 • 6汤匙混合太阳花籽 • 2汤匙特级初榨橄榄油	• 2杯西兰花小花 • 1杯花椰菜小花 • 2汤匙混合太阳花籽 • 2汤匙特级初榨橄榄油	• 2杯西兰花小花 • 1杯西栏花(去茎、去皮及切粒) • 1 ½杯欧芹 • 1 ⅓汤匙特级初榨橄榄油 • 1汤匙混合太阳花籽
做法	• 西兰花/花椰菜切粗粒。 • 大上菜碗中混合西芹、媒墨角兰、红葱、豆芽、小萝卜、混合籽。 • 淋上油，洒上胡椒及喷上天然无盐氨基酸酱油 • 搅拌及上桌。		

营养值			
热量	118	89	75
脂肪	10克	7克	5克
碳水化合物	6克	6克	7克
蛋白质	3克	3克	3克
准备时间：10分钟　份量：4人			

香滑茄子拌沙拉

	蛋白质类型	混合类型	碳水化合物类型
材料	• 1 ½磅中茄子 • 1茶匙海盐 • ½茶匙家禽调味料或百里香叶 • ½茶匙干罗勒或牛至 • 2茶匙刺山柑(沥干)		
	• 1中黄瓜(切丝、拍干水) • 4杯菠菜 • ¼杯太阳花籽沙拉酱 • ½杯煮熟火鸡(黑肉)	• 1中黄瓜(切丝、拍干水) • 1大棵生菜叶 • ¼杯太阳花籽沙拉酱 • ½杯煮熟小粒(黑及白肉)	• 2中黄瓜(切丝、拍干水) • 1大棵生菜叶 • 1汤匙太阳花籽沙拉酱 • ½杯煮熟小粒(白肉)
做法	• 开启烤器。茄子切成¼条，放上饼干纸，洒上盐、家禽调味料和罗勒。 • 每面烤约3至4分钟至茄子条开始金黄。从火上移开。 • 同时，撕开洗净生菜/菠菜并放入大上菜碗，并加入黄瓜及火鸡粒。茄子切成大块，与刺山柑加至沙拉菜中。 • 沙拉酱倒入沙拉及搅拌。		

营养值

	蛋白质类型	混合类型	碳水化合物类型
热量	279	209	134
脂肪	15克	10克	4克
碳水化合物	13克	18克	13克
蛋白质	221克	18克	13克

准备时间：15分钟　份量：2人

花边法式早午餐沙拉

	蛋白质类型	混合类型	碳水化合物类型
材料	• 1个中青葱或青洋葱(切条) • 1汤匙特级初榨橄榄油 • 2茶匙法式芥末酱 • ¼茶匙盐 • 3磨黑胡椒		
	• 8条火鸡培根(切小片) • 温暖的荷兰辣酱油(每人1汤匙代替香醋) • 1棵菊苣 • 1束菠菜	• 6只蛋 • 2汤匙苹果醋 • 2棵菊苣或皱叶苦苣	• 2汤匙柠檬汁(鲜榨) • 4只蛋 • 2棵菊苣或皱叶苦苣
做法	• 洗净、沥干及撕开生菜并放在大上菜碗。 • 以中火用煎锅快炒火鸡培根至香脆。移开,洒在沙拉菜上。 • 煎锅加入已切条青葱快炒1分钟。从火上移开。 • 搅拌橄榄油、醋/柠檬汁/荷兰辣酱,芥末,盐及胡椒,倒入沙拉菜混合。 • 用中号锅加热约2个手指份量的水至沸腾,加入少量醋,火调至中小。打蛋至小杯内,滑入沸腾水中。只需煮约3至4分钟。 • 沙拉分至个别上菜碟。用漏勺取出鸡蛋至每一份。		

营养值

	蛋白质类型	混合类型	碳水化合物类型
热量	243	192	156
脂肪	16克	14克	11克
碳水化合物	6克	4克	4克
蛋白质	20克	13克	10克

准备时间:15分钟　份量:4人

希腊黄瓜沙拉

材料	蛋白质类型	混合类型	碳水化合物类型
	• ½茶匙海盐 • ½茶匙芹菜茎 • 2瓣大蒜(切末) • 欧芹片或莳萝草装饰 • 1茶匙红酒醋		
	• 3杯花椰菜子 • ¼杯酸奶油 • ¼杯纯酸奶	• 2个中黄瓜 • ¼杯酸奶油 • ½杯纯酸奶	• 3个中黄瓜 • ¾杯低脂酸奶
做法	• 黄瓜去皮、去籽及切条，放入上菜碗。 • 加入盐、芹菜籽、酸奶油、酸奶、醋及大蒜末。拌匀。 • 欧芹或莳萝叶装饰，立即上桌。		

营养值

	蛋白质类型	混合类型	碳水化合物类型
热量	164	143	68
脂肪	6克	5克	1克
碳水化合物	23克	16克	10克
蛋白质	9克	6克	4克

准备时间：10分钟　份量：2人

烤蔬菜杂会沙拉

	蛋白质类型	混合类型	碳水化合物类型
材料	• ½磅茄子切成½吋条 • ¼磅小胡瓜切成½吋条 • ¼磅黄色长南瓜切 • 1中红椒(去籽及切成四份。 • 1小红洋葱(修整及切成圈) • ¼磅罗姆或西红柿(切半) • 4瓣全蒜		
	• ¼杯特级初榨橄榄油 • 4条茄子 • 4盎司黑橄榄(沥干) • 8粒中褐蘑菇(切半)	• ¼杯特级初榨橄榄油 • 4盎司黑橄榄(沥干) • ½磅茄子切成½吋条 • 4粒中褐蘑菇	• 2汤匙橄榄油 • 2粒黑橄榄(每份) • ½磅茄子切成½吋条 • 4粒中褐蘑菇
做法	• 用橄榄油刷茄子、小胡瓜、椒、洋葱圈、蕃茄和蘑菇。 • 用瓦期烧烤炉、木炭，甚至烤箱烤蔬菜，每面3至5分钟至半透明及部分烧焦。 • 稍微冷却后切成大块，放在大浅盘或浅上菜碗。 • 垂直切大蒜及橄榄至条状再切丝，与牛至叶混合，洒上沙拉。 • 微温或室温上桌。		

营养值

热量	295	256	204
脂肪	22克	17克	11克
碳水化合物	24克	24克	26克
蛋白质	7克	7克	7克
准备时间：20分钟　份量：4人			

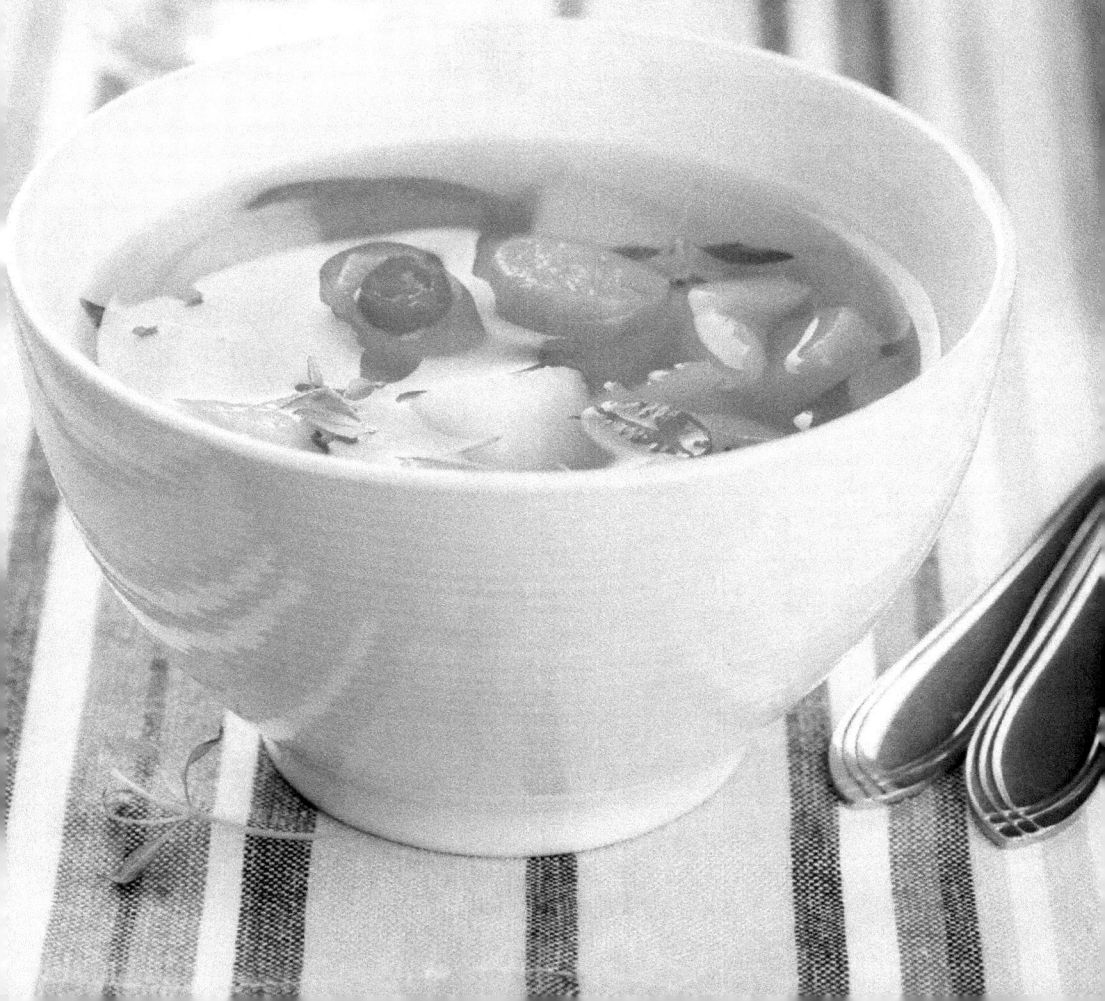

汤

泰式蔬菜汤

	蛋白质类型	混合类型	碳水化合物类型
材料	• 1夸脱有机蔬菜汤 • 1汤匙新鲜姜根(切末) • 2汤匙酸橙汁(鲜榨) • ¼茶匙海盐 • ½杯芫荽叶(切末)		
	• 2汤匙特级初榨橄榄油 • ½个洋葱(切细) • 3杯香菇(剪去茎底) • 1杯椰奶 • ½棵西兰花(修整及切) • ½棵花椰菜(修整及切)	• 2汤匙特级初榨橄榄油 • 1个洋葱(切细) • 2杯香菇(剪去茎底) • 1杯椰奶 • 1杯西兰花(修整及切)	• 1汤匙特级初榨橄榄油 • 1个洋葱(切细) • 1杯香菇(剪去茎底) • ½杯椰奶 • 1棵西兰花(修整及切)
做法	• 大长柄锅以中火加暖油。 • 加入洋葱，不停搅拌至软化，约10分钟。 • 加入蘑菇快炒5分钟。 • 加入汤和椰奶搅拌，煮至沸腾。 • 调至中火，加入西兰花和姜，烹煮3至5分钟至西兰花变翠绿。 • 加入酸橙汁及姜搅拌。 • 用勺把汤取出至碗内，以芫荽叶装饰。		

营养值

	蛋白质类型	混合类型	碳水化合物类型
热量	110	109	107
脂肪	2克	1.8克	1.3克
碳水化合物	23克	21克	18克
蛋白质	4克	3.8克	3.1克

准备时间：25分钟　份量：4人

幼滑酸菜香肠汤

	蛋白质类型	混合类型	碳水化合物类型
材料	• 1杯酸菜(洗净和沥干) • ⅓杯干白酒 • 2 ½杯自由放养鸡鸡汤 • ¼杯重奶油 • 2茶匙法式芥末酱		
	• ½磅羊肉或猪肉肠(切片) • 4汤匙黄油 • ¼杯白洋葱(切碎)	• ½磅猪肉肠(切片) • 2汤匙黄油 • ½杯白洋葱(切碎)	• ½磅鸡肉肠(切片) • 1汤匙黄油 • ½杯白洋葱(切碎)
做法	• 中火加热深锅，热溶1汤匙有机黄油及烹煮肉肠至金黄。移开肉肠，备用。 • 加入余下的有机黄油和洋葱，煮至软化。 • 加入酸菜和酒，保持快速煮沸5分钟。 • 稍微将火调低并加入汤，开盖煮10分钟。 • 从火上移开，加入重奶油和芥末搅拌。每次少量用搅拌器搅至细滑浓厚。 • 把汤倒回锅中并加入肉肠。 • 盐和胡椒调味。		

营养值

	蛋白质类型	混合类型	碳水化合物类型
热量	472	473	462
脂肪	30克	30.5克	26克
碳水化合物	16克	16.2克	15.1克
蛋白质	19克	19克	18.7克

准备时间：15分钟　份量：4人

味噌汤配水煮蛋

	蛋白质类型	混合类型	碳水化合物类型
材料	• 4只大蛋 • ½杯碎猪瘦肉 • 3至4汤匙味噌酱 • ¼杯切碎青洋葱		
	• 1杯切片蘑菇 • 3杯干香菇汤	• ½杯切片蘑菇 • 3杯干香菇汤	• ½杯切片蘑菇 • 3杯干香菇汤
做法	• 汤放入锅中加热至沸腾。 • 快炒碎猪瘦肉。 • 豆腐切粒，加入汤中，煮数分钟。 • 由锅中取出少量汤，溶解味噌酱。慢慢把混合物倒回锅中，轻轻搅拌。 • 关火并加入已切碎青洋葱。		

营养值

热量	235	228	221
脂肪	6克	5.4克	5克
碳水化合物	8克	7.5克	7.2克
蛋白质	9克	8.7克	9.2克
准备时间：15分钟　份量：4人			

栗子鸡爪汤

	蛋白质类型	混合类型	碳水化合物类型
材料	• 10双自由放养鸡鸡脚(切去鸡爪尖(趾甲)，扔掉) • 1份全份自由放养鸡鸡骨 • 1杯栗子 • 8粒去核海枣 • 5瓣大蒜 • 海盐调味		
	• 8粒新鲜香菇(浸泡)	• 5粒新鲜香菇(浸泡)	• ½切片防风草
做法	• 自由放养鸡鸡爪去掉外层黄皮(如有)。切去鸡爪尖(趾甲)后扔掉。 • 自由放养鸡鸡爪和鸡胸骨放入煮沸热水锅中，漂白约5分钟。洗净和沥干。 • 已漂白的自由放养鸡鸡爪和鸡胸骨放入汤锅，再加入栗子、红枣、大蒜和水，煮至沸腾，然后调至小火(稍微打开锅盖让空气流通)，煮2小时。 • 加入盐调味。		

营养值

热量	98	95	95
脂肪	5克	4.8克	4.8克
碳水化合物	9克	8.7克	8.7克
蛋白质	3克	2.7克	2.7克
准备时间：30分钟　份量：4人			

鸡汤配椰奶

	蛋白质类型	混合类型	碳水化合物类型
材料	• 3杯自由放养鸡鸡汤 • 1个柠檬或2个酸橙(榨汁) • 2茶匙新鲜姜(去皮、磨碎或切末) • 3吋柠檬香草段(可选) • ⅛至½茶匙泰国咖喱酱或少量辣椒酱或½茶匙碎红辣椒粉 • 4片新鲜罗勒叶(切碎)或1茶匙干罗勒		
	• 1罐椰奶 • 2个红萝卜(切薄片) • 1棵花椰菜(切成小花) • 2杯自由放养鸡腿(熟或生,切粒或切幼条)	• 1罐椰奶 • 2个红萝卜(切薄片) • 1棵花椰菜(切成小花) • 2杯自由放养鸡腿和胸(熟或生,切粒或切幼条)	• 1罐椰奶 • 2个小萝卜(切薄片) • 1棵西兰花(切成小花) • 2杯自由放养鸡胸(熟或生,切粒或切幼条)
做法	• 椰奶、自由放养鸡鸡汤、柠檬/酸橙汁、姜、柠檬香草(如使用),红萝卜/小萝卜,以及泰国咖喱酱或其他辣调味料加至一个2至4夸脱长柄锅,以中高火加热至沸腾。 • 当萝卜/小萝卜煮至半熟,加入花椰菜/西兰花小花,将火调至中火,煮至蔬菜接近熟透,约5至8分钟。 • 加入自由放养鸡鸡肉多烹煮数分钟。 • 加入罗勒叶搅拌并用盐和辣香料调味。 • 去除柠檬香草茎,放入上菜碗。 • 用切幼条罗勒叶装饰。		

营养值			
热量	348	346	332
脂肪	20.7克	19.4克	18.1克
碳水化合物	9.9克	9.2克	8.4克
蛋白质	25.3克	24.87克	22.1克

准备时间：15分钟　份量：4人

鸡肉蛋花汤

	蛋白质类型	混合类型	碳水化合物类型
材料	• 4杯自由放养鸡鸡汤 • 3中青洋葱(切条) • 海盐调味		
	• ½磅自由放养鸡腿(切幼条) • 3中蛋(拌成蛋液) • 2杯切碎花椰菜 • 2汤匙已溶解有机黄油	• ½磅自由放养鸡腿(切幼条) • 3中蛋(拌成蛋液) • 1杯切碎西兰花 • 1杯切碎卷心菜 • 1汤匙已溶解有机黄油	• ½磅自由放养鸡腿(切幼条) • 2中蛋(拌成蛋液) • 2杯切碎西兰花 • 1茶匙已溶解有机黄油
做法	• 自由放养鸡用有机黄油煮约3分钟至微金黄，备用。 • 温和煮沸自由放养鸡鸡汤。加入自由放养鸡及生蔬菜，快煮5分钟。 • 慢慢淋入蛋液并轻轻搅拌。 • 从火上移开，用青洋葱装饰。		

营养值			
热量	346.3	340	326
脂肪	13.9克	12.7克	11.7克
碳水化合物	39.7克	37.8克	35.6克
蛋白质	19.7克	19克	18克
准备时间：15分钟　份量：4人			

咖喱海鲜椰奶汤

	蛋白质类型	混合类型	碳水化合物类型
材料	• 1 ½茶匙咖喱粉 • 海盐调味		
	• 1磅生虾(去皮和去肠) • 4杯切碎菠菜 • 1汤匙有机黄油 • 3 ½杯椰奶	• ½磅生虾(去皮和去肠) • ½磅白鱼肉 • 3杯切碎菠菜 • 1汤匙有机黄油 • 3 ½杯椰奶	• ½磅白鱼肉 • 2杯切碎菠菜 • 2杯小胡瓜(分四份) • 1茶匙有机黄油 • 1 ½杯椰奶
做法	• 椰奶和菠菜加入搅拌器，搅拌至细滑。 • 虾/鱼加入已溶解有机黄油，在深长柄锅快炒2分钟。 • 洒上咖喱粉。 • 加入椰奶和菠菜。 • 煮沸后加入盐调味，上桌。		

营养值

热量	529	517	375
脂肪	36克	36克	25克
碳水化合物	10克	9.7克	9.4克
蛋白质	46克	44克	41克
准备时间：15分钟　份量：3人			

蕃茄海鲜汤

	蛋白质类型	混合类型	碳水化合物类型
材料	• 1个白或黄洋葱(切碎) • 1个茴香球(切薄片) • 4瓣大蒜(切细) • 1杯干白酒 • 2杯新鲜切碎蕃茄或1(14盎司)罐头切粒蕃茄(有汁) • 2 ½杯鱼或鸡清汤 • 海盐及胡椒调味 • 罗勒或欧芹装饰		
	• 1磅淡菜(刷洗干净) • ½磅蛤(刷洗干净) • ½磅扇贝 • 1磅三文鱼	• 1磅淡菜(刷洗干净) • ½磅蛤(刷洗干净) • ½磅扇贝 • 1磅白肉鱼(尝试鳕鱼或比目鱼)	• ¼磅蛤(刷洗干净) • ¼磅扇贝 • 2磅白肉鱼(尝试鳕鱼或比目鱼)
做法	• 洋葱及茴香加入已溶解有机黄油或橄榄油快炒5分钟至软化。 • 加入大蒜，然后加入酒，烹煮至沸腾。 • 加入蕃茄和清汤煮10分钟，不时搅拌。 • 加入海鲜搅拌令清汤被覆盖。 • 放上锅盖约5分钟到蛤和淡菜开始打开。 • 加入盐和胡椒调味。用切碎欧芹或罗勒装佣，上桌。		

营养值

热量	259	254	248
脂肪	5.3克	2.9克	4.2克
碳水化合物	11.2克	10.96克	10.6克
蛋白质	35.5.克	35.2克	35克

墨西哥鸡汤

	蛋白质类型	混合类型	碳水化合物类型
材料	• 2杯甘薯(切粒) • 2汤匙油 • 2瓣大蒜(切细) • 1茶匙磨碎孜然芹 • ½杯香菜(切剁) • 海盐和胡椒		
	• ½个洋葱(切粒) • ⅔杯蕃茄(切碎) • 2只鸡腿(水煮及切粒) • 1个鳄梨(切片)	• 1个洋葱(切粒) • ⅔杯蕃茄(切碎) • 2块鸡胸(水煮及切粒) • ½个鳄梨(切片)	• ½个洋葱(切粒) • 1 ½杯蕃茄(切碎) • 2块鸡胸(水煮及切粒) • ½个鳄梨(切片)
做法	• 大平底锅用水烹煮甘薯10分钟或至变软。沥干水份。 • 洋葱和大蒜放有大平底锅，加油在中火炒热5分钟或至变软。 • 加入姜黄孜然芹多煮2分钟，再加入高汤、蕃茄、香菜和甘薯以小火煮10至15分钟，或至甘薯变软。 • 从火上移开，稍微冷却后，将汤倒入搅拌器或拍浆机后搅拌成浓汤，如需要，加入适量液体(清汤或水)。 • 加入已煮熟的鸡胸至汤中，再加热2分钟或至鸡胸被热力穿透。加入盐和胡椒调味。 • 配上鳄梨上桌。		

营养值

热量	339	331	325
脂肪	14克	13.5克	12.5克
碳水化合物	29克	27.43克	27克
蛋白质	25克	23.8克	22.1克
准备时间：20分钟　份量：4至6人			

蕃茄猪肉汤

材料	蛋白质类型	混合类型	碳水化合物类型
	• 1汤匙油 • 1汤匙牛至(切细) • 1茶匙磨碎红辣椒 • 1 ½杯蔬菜高汤 • 海盐和胡椒		
	• 5片培根(切细粒) • 1个洋葱(切细粒) • 1杯切粒蕃茄	• 2片培根(切细粒) • 3片火腿(切细粒) • 1个洋葱(切细粒) • 1 ½杯切粒蕃茄	• 5片火腿(切细粒) • 2个洋葱(切细粒) • 1 ½杯切粒蕃茄

做法	• 在大长柄锅以中火加油，炒洋葱及培根5分钟，或至培根微金黄。 • 加入牛至红辣椒煮2分钟后，加入切粒蕃茄和高汤。盖上盖子煲10至15分钟。 • 盐和胡椒调味，上桌。

营养值

	蛋白质类型	混合类型	碳水化合物类型
热量	240	242.7	243
脂肪	10克	10克	10克
碳水化合物	22克	34克	34.2克
蛋白质	4克	4克	4克

准备时间：15分钟　份量：2至4人

肉丸意大利菜汤

材料	蛋白质类型	混合类型	碳水化合物类型
	• 1汤匙油 • 3瓣大蒜(切细) • ¼ 卷心菜(切细条) • 2个中红萝卜(切粒) • 3个小小胡瓜(切粒) • 3杯鸡肉或蔬菜高汤 • 1汤匙鼠尾草(切细) • 1汤匙罗勒(切细) • 1茶匙墨西哥辣椒粉 • 少量盐(15粒肉丸) • 500克肉末(牛或羊) • 1个小红洋葱 • 4汤匙磨碎牛至 • 1只蛋		
	• 1个洋葱(切粒) • 3根芹菜茎(切粒) • 400克罐头切粒蕃茄或2杯切粒蕃茄 • 2杯蘑菇(切粒)	• 1个洋葱(切粒) • 3根芹菜茎(切粒) • 400克罐头切粒蕃茄或2杯切粒蕃茄 • 2杯蘑菇(切粒)	• 2个洋葱(切粒) • 1 ½根芹菜茎(切粒) • 800克罐头切粒蕃茄或4杯切粒蕃茄 • 1杯蘑菇(切粒)
做法	• 中火加热大锅，炒洋葱及大蒜至微金黄。 • 加入卷心菜、红萝卜、小胡瓜、蕃茄、高汤、罗勒、鼠尾草、辣椒粉和胡椒。盖上煲盖，煮30分钟。 • 加入蘑菇和肉丸，再煮10分钟。 • 上桌前先放凉5至10分钟。		

营养值

热量	370	368	363
脂肪	15克	15克	15克
碳水化合物	38克	37.2克	35克
蛋白质	20克	20克	18.6克

准备时间：25分钟　　份量：6至8人

希腊蛋柠檬汤

	蛋白质类型	混合类型	碳水化合物类型
材料	• 2罐32盎司自由放养鸡高汤 • 2茶匙洋葱粉 • ½汤匙海或海盐 • ¾杯新鲜柠檬汁 • 1茶匙干牛至叶 • ½杯新鲜欧芹(切细)		
	• 2汤匙黄油 • 4只大蛋	• 1汤匙黄油 • 3只大蛋	• 1汤匙黄油 • 3只大蛋
做法	• 鸡汤和黄油在大长柄锅以中火加热。 • 加入洋葱粉、盐、柠檬汁和牛至。拌匀。 • 蛋打入小碗用打蛋器至起泡。 • 当汤煮沸时，取出约⅔碗，倒入蛋内，调和或加热鸡蛋。 • 将蛋 - 汤混合物逐少倒回大长柄锅内。不要煮。从火上移开，倒入碗中，洒上切碎欧芹。		

营养值

	蛋白质类型	混合类型	碳水化合物类型
热量	177克	134克	134克
脂肪	11克	7克	7克
碳水化合物	8克	8克	8克
蛋白质	12克	12克	12克
准备时间：10分钟　份量：4人			

奶油蘑菇汤

材料	蛋白质类型	混合类型	碳水化合物类型
	<ul><li>2汤匙生或有机黄油</li><li>2瓣大蒜(切末)</li><li>3个青洋匆(切片)</li><li>2茶匙干百里香叶</li><li>2汤匙黑酱油</li><li>2汤匙竹芋粉</li><li>6杯已过滤清水</li></ul>		
	<ul><li>3磅新鲜草菇(切碎)</li><li>⅔杯生或有机半奶油或淡椰奶</li></ul>	<ul><li>1 ½磅新鲜草菇(切碎)</li><li>½杯生或有机半牛奶或淡椰奶</li></ul>	<ul><li>1 ½磅新鲜草菇(切碎)</li><li>½杯淡椰奶</li></ul>
做法	<ul><li>大平底锅以中高火加热奶油，加入大蒜和洋葱煮1分钟。</li><li>加入草菇、百里香和媒墨角兰叶，煮5分钟至草菇变软。加入黑酱油快炒数秒。</li><li>用1杯水溶解竹芋粉，将其加入余下水份，并把汤煮至沸点。继续烹煮及不停搅拌5至6分钟至汤变浓稠。</li><li>从火上移开。加入半奶油(半奶油半黄油)或椰奶。汤倒入搅拌容器，盖上盖，高速处理至细滑质感。上桌。</li></ul>		

营养值

	蛋白质类型	混合类型	碳水化合物类型
热量	182	156	128
脂肪	11克	10克	9克
碳水化合物	15克	13克	11克
蛋白质	10克	8克	5克

准备时间：16分钟　份量：4人

洋百合芦笋汤

	蛋白质类型	混合类型	碳水化合物类型
材料	• 5汤匙特级初榨橄榄油 • 2汤匙芝麻酱 • 2汤匙雪利酒醋 • 芝麻籽装饰		
	• 2磅自由放养鸡腿切成约1吋小粒 • ½杯粗剁欧芹 • 4根红萝卜(磨碎) • 4根小萝卜(切片)	• 2磅自由放养鸡腿切成约1吋小粒 • ½杯粗剁欧芹 • 3根红萝卜(磨碎) • 6根小萝卜(切片)	• 2磅自由放养鸡腿切成约1吋小粒 • 1杯粗剁欧芹 • 2根红萝卜(磨碎) • 8根小萝卜(切片)
做法	• 自由放养鸡用少量盐及胡椒混合2汤匙橄榄油调味。 • 用高温烤箱把自由放养鸡烤10分钟，搅拌1或2次，让其稍微冷却。 • 搅拌余下的橄榄油、芝麻酱和醋。 • 在大碗混合自由放养鸡、红萝卜、小萝卜和欧芹。 • 将沙拉酱淋在上面。 • 在室温或冷却后上桌。		

营养值

热量	600	532	468
脂肪	38.3克	25克	18克
碳水化合物	7克	5.7克	4克
蛋白质	67克	63.5克	58克
准备时间：20分钟	份量：4人		

基本蔬菜汤

	蛋白质类型	混合类型	碳水化合物类型
材料	• 2汤匙生或有机黄油 • 2瓣中大蒜 (压末) • ½切碎红洋葱 • 1汤匙干百里香叶 • 1汤匙媒墨角兰叶 • ½茶匙海盐 • ½茶匙黑胡椒 • 4杯蔬菜、鸡高汤或水 • 1汤匙黑酱油 • 1 ½杯白酒(可选) • 1包10盎司雪豌豆 • 1 ½杯切碎欧芹		
	• 2杯芹菜 • 1磅蘑菇(切碎) • 牛腰肉、牛前腰脊肉或鸡腿块(与蒜瓣快炒后加入)	• 1磅蘑菇、小胡瓜块及西兰花或切开青或红椒 • 牛腰肉、牛前腰脊肉或鸡腿块(与蒜瓣快炒后加入)	• 1个大红萝卜切粒 • 1磅蘑菇、小胡瓜块及西兰花或切开青或红椒
做法	• 中火加热大平底锅。加入黄油。煮热后，加入大蒜及切碎洋葱。快炒3至5分钟呈半透明。 • 加入芹菜、萝卜、蘑菇、香草、盐和胡椒。盖上盖继续烹煮，间或搅拌至蔬菜变软，约7至8分钟。 • 加入高汤或水及酒，盖上盖煮约10至20分钟。 • 拌入黑酱油、酒、雪豌豆和欧芹，煮数分钟。		

营养值

热量	354	350	249
脂肪	12克	12克	9克
碳水化合物	30克	30克	27克
蛋白质	18克	18克	15克
准备时间：25分钟　份量：4人			

西兰花综合汤

	蛋白质类型	混合类型	碳水化合物类型
材料	• 2个中西兰花(粗切) • 2瓣大蒜(切末) • 1汤匙干罗勒叶 • 4杯蔬菜或鸡高汤 • 1茶匙海盐或紫菜 • 2小份辣椒酱		
	• 4杯菠菜(切碎) • ½ 棵西兰花 • 1汤匙椰子油 • 1汤匙椰奶	• 2杯切碎菠菜、羽衣甘蓝、青萝卜、羽衣甘蓝叶、唐莴苣或其他深色菜 • 1汤匙椰子油 • 2汤匙椰奶	• 3杯切碎菠菜、羽衣甘蓝、青萝卜、羽衣甘蓝叶、唐莴苣或其他深色菜 • 2汤匙椰子油 • 1汤匙椰奶
做法	• 大汤锅烹煮椰子油，加入青洋匆和大蒜快炒1至2分钟至半透明。 • 加入切碎西兰花及搅拌，以中火烹煮至西兰花转翠绿。 • 加入罗勒和额外切碎蔬菜，盖上盖蒸煮3至4分钟。 • 将蔬菜转至食物处理器或搅拌器。如使用搅拌器，可分两批进行。加入少量液量处理至蔬菜开始细滑。 • 加入余下液体、盐和辣椒酱，高速处理至细滑。浅尝。慢火加热至合适温度(非必要)。		

营养值			
热量	382	335	298
脂肪	31克	28克	18克
碳水化合物	20克	17克	26克
蛋白质	12克	11克	13克
准备时间：14分钟　份量：4人			

奶油鳄梨汤

材料	蛋白质类型	混合类型	碳水化合物类型
	• 1瓣大蒜 • 2杯已过滤清水 • ½杯柠檬汁(鲜榨) • 1汤匙蔬素食调味料或紫菜 • ¼新鲜欧芹		
	• 4个中熟透鳄梨(去皮、去核) • ⅓杯生腰果或用½杯水加入芝麻酱搅拌至顺滑	• 2个中熟透鳄梨(去皮、去核) • 2杯新鲜蒸芦笋(切)	• 1个大红萝卜(切粒) • 1磅小胡瓜块及西兰花或切开青或红椒
做法	• 用搅拌机或食物处理器处理鳄梨、大蒜、水和柠檬汁至细滑。 • 加入蔬菜调味料和欧芹搅拌1分钟。可作为清爽的沙拉、汤或酱汁。		

营养值

	蛋白质类型	混合类型	碳水化合物类型
热量	379	299	150
脂肪	32克	27克	11克
碳水化合物	22克	18克	13克
蛋白质	7克	4克	4克

准备时间：5分钟　份量：4人

快速法式奶油洋葱汤

	蛋白质类型	混合类型	碳水化合物类型
材料	• 2汤匙椰子油、生或有机黄油 • 2瓣大蒜(切末) • 1汤匙干百里香叶 • 2茶匙媄墨角兰叶 • ¼杯不含大麦黑酱油		
	• 2夸脱鸡高汤 • 2个中洋葱(去皮及切圈) • 2汤匙磨碎帕玛森芝士 • 2汤匙混合太阳籽 • 1磅草菇(刷净及切片)	• 2夸脱清水或蔬菜高汤或自由放养鸡高汤 • 1磅草菇(刷净及切片) • 3个中洋葱(去皮及切圈)	• 2夸脱蔬菜高汤 • 3个中洋葱(去皮及切圈)
做法	• 大平底锅以中火加热,溶解黄油后加入大蒜和洋葱烹煮数分钟至半透明。加入草菇烹煮,不停搅拌2至3分钟至草菇变软。如想提升口味,可将洋葱快炒焦糖化。 • 拌入百里香和媄墨角兰叶,以及1汤匙不含大麦黑酱油。快炒数秒增加香气。 • 加入水煮沸,将火调底后煮约5分钟,加入余下黑酱油。上桌。 • 碳水化合物类型人士可加入帕玛森芝士和混合籽。		

营养值

	蛋白质类型	混合类型	碳水化合物类型
热量	348	314	235
脂肪	16克	13克	7克
碳水化合物	30克	33克	35克
蛋白质	21克	19克	9克

准备时间:15分钟　份量:4人

西班牙冻汤

	蛋白质类型	混合类型	碳水化合物类型
材料	• 6个中蕃茄 • 2个大黄瓜(切碎) • 1个小红洋葱 • 1个中小胡瓜(切碎) • 3瓣中大蒜(压末) • 1个中青甜椒 • ¾杯切碎新鲜香草：欧芹、罗勒、细香葱 • 2汤匙柠檬汁或1汤匙红酒醋 • 1茶匙海盐或蔬菜调味料 • 1茶匙辣子或墨西哥胡椒(去籽) • 1茶匙磨碎孜然籽 • 2杯蔬菜汤或蕃薯汁		
	不适合蛋白质类型	• 2汤匙特级初榨橄榄油	• 1汤匙特级初榨橄榄油
做法	• 蕃茄、黄瓜、洋葱、小胡瓜、大蒜和红椒加入食物处理器高速处理至粗切。 • 加入香草、柠檬汁、油、盐、辣子/胡椒和孜然再处理一会，混合高汤或蕃茄汁。 • 倒入大碗或玻璃容器。放入雪柜最少11个小时，上桌。		

营养值

	蛋白质类型	混合类型	碳水化合物类型
热量	不适用	197	167
脂肪	不适用	10克	6克
碳水化合物	不适用	25克	25克
蛋白质	不适用	7克	7克

准备时间：10分钟　份量：4人

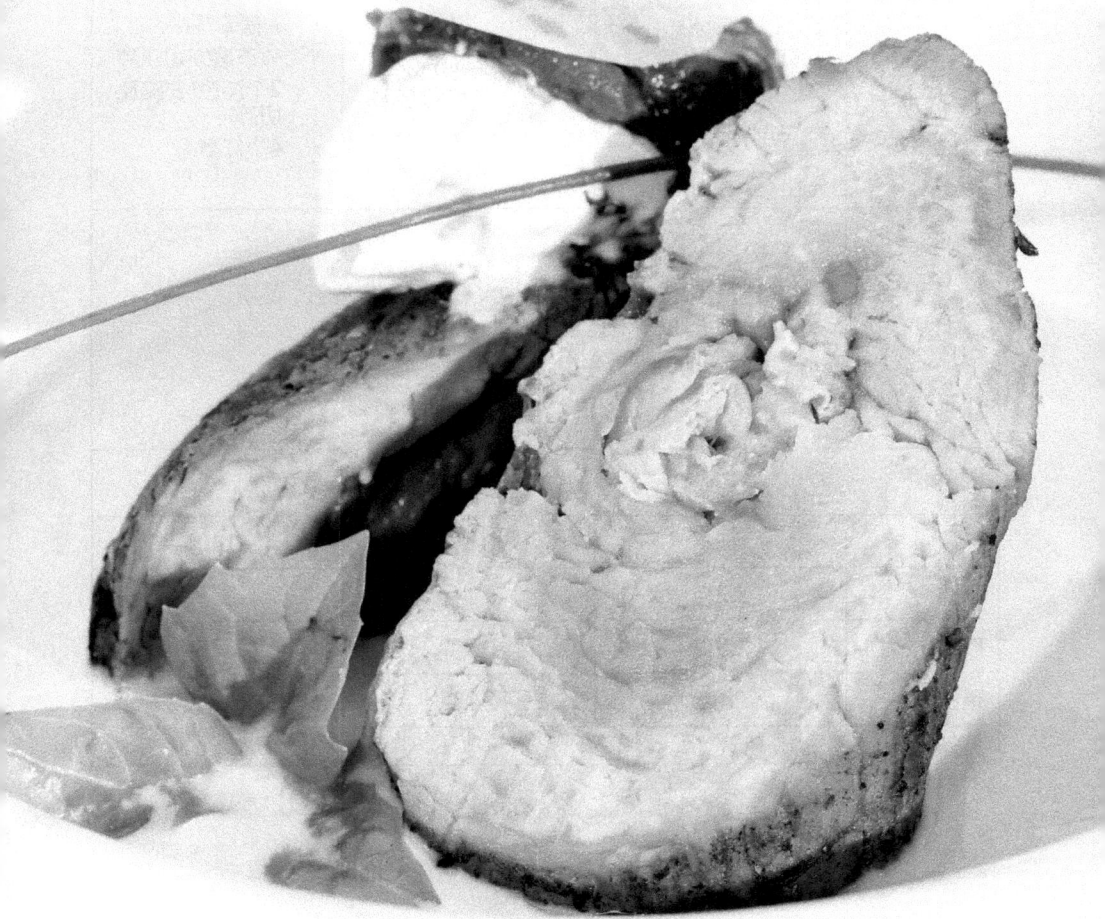

肉类

炖牛肉

材料	蛋白质类型	混合类型	碳水化合物类型
	• 1 ½杯天然牛肉高汤 • 1茶匙盐 • 少量磨碎黑胡椒 • 1汤匙鲜切牛至 • 1汤匙酱油 • 1茶匙酒醋		
	• 1 ½磅草饲牛或野牛 • 2茶匙细切欧芹 • 1个洋葱(去皮及切碎)	• 1 磅草饲牛 • 2茶匙细切欧芹 • 2个洋葱(去皮及切碎)	• 1 磅草饲牛 • ½茶匙细切欧芹 • 2个洋葱(去皮及切碎) • 4个红萝卜
做法	• 牛肉及洋葱加小量高汤以中火烹调至变焦黄色，备用。 • 加入其他所有材料。 • 烹煮1小时并调入牛肉。		

营养值

热量	158	152	140
脂肪	3.2克	3.1克	3克
碳水化合物	1.5克	1.5克	1.3克
蛋白质	24克	24克	22.4克

准备时间：15分钟　份量：4人

早餐牛肉饼

	蛋白质类型	混合类型	碳水化合物类型
材料	• ¼个洋葱(切细) • ¼至½茶匙海盐 • ½茶匙黑胡椒或辣椒 • ¼茶匙玉桂 • ¼茶匙多香果粉 • 1汤匙细切迷迭香		
	• 1 ½磅碎草饲牛 • 1汤匙细切西芹	• 1磅碎草饲牛 • 2汤匙细切西芹	• 1磅碎草饲牛(瘦) • 2汤匙细切西芹
做法	• 在碗中混合所有材料。 • 用你的手把肉分成12个约1 ½吋厚圆形肉饼。 • 在锅中以中高火烧暖油及烹煮肉饼，第一面约3分钟，第二面则稍为延长时间至略带焦黄，中间部份则略带粉红。 • 在一星期初把肉饼准备好，每天早上从冰箱拿出来当早餐(或午后小吃)		

营养值

	蛋白质类型	混合类型	碳水化合物类型
热量	165	155	150
脂肪	9克	7.2克	6克
碳水化合物	1.5克	1.3克	1.25克
蛋白质	24克	24克	23.6克

准备时间：25分钟　份量：4人

南瓜牛肉酱西葫芦意大利面

	蛋白质类型	混合类型	碳水化合物类型
材料	• 3至4个烤红椒 • ¼至½杯新鲜罗勒(粗切) • 3瓣大蒜(切细)		
	• ½杯特级初榨橄榄油 • ½个洋葱(切细) • 2个蕃茄 • 1个大头菜意大利面条 • 1磅碎草饲牛或野牛	• ½杯特级初榨橄榄油 • 1个洋葱(切细) • 2个蕃茄 • 1个西葫芦意大利面条 • 1磅碎草饲牛	• ¼杯特级初榨橄榄油 • 1个洋葱(切细) • 3个蕃茄 • 1个西葫芦意大利面条 • 1磅碎火鸡
做法	• 蕃茄切半或切四份，与烤红椒及罗勒一起放入食物处理器或搅拌器，搅拌至你想要的浓稠度(略带粗糙或完全平滑) • 用深长柄锅以中高火烧暖橄榄油后加入洋葱，快炒1至2分钟，再加入大蒜及碎野牛。 • 牛肉用盐和胡椒调味，煮4至5分钟至焦黄但仍带粉红。完成后，成入蕃茄及红椒浆。 • 调至大火快速烹煮10分钟。 • 烹调酱汁时，可将西葫芦切半，除去籽和粘浆。 • 每半份用微波炉煮6至8分钟至软化。 • 刮出面条形状，淋上橄榄油或黄油，放上牛肉酱，完成。		

营养值

	蛋白质类型	混合类型	碳水化合物类型
热量	161	158.7	154
脂肪	9.6克	9克	8.3克
碳水化合物	12克	11.6克	10.1克
蛋白质	18.5克	18.5克	17克

准备时间：30分钟　份量：4人

柱侯酱炖牛腩

	蛋白质类型	混合类型	碳水化合物类型
材料	• 1个萝卜 • 1个青洋葱 • 3片姜 • 3个完整八角茴香 • 2汤匙李锦记柱侯酱 • 2公升水 • 2茶匙淡酱油 • 2茶蚝油		
	• 1磅牛腩(切块)	• 1磅牛腩(切块)	不适合碳水化合物类型
做法	• 牛腩加入沸水中漂白3分钟。移开并沥干。 • 萝卜去皮，切块。备用。 • 中火加热铁锅，加入2茶匙油炒香大蒜和柱侯酱。加入牛腩块炒匀。 • 加入八角茴香、少量冰糖及水，覆盖全部材料，煮沸。将所有材料倒入真空锅(保温锅)慢煮至完成。谨记先加热内锅令效果更好。 • 如你没有保温锅，有一个很好的方法炖出美味牛腩：烹煮30分钟，关火放15分钟。重复做法3次。 • 无论你有没有真空锅，当牛腩烹煮完成以，再加热至沸腾，加入萝卜拌匀。关火放15分钟后，再加热至煮沸。 • 加入调味至酱汁变厚至你想要的效果。 • 盘上放上1至2片新鲜生菜，牛腩和汁放上面。洒上切碎青洋葱。趁热上桌。		

营养值

热量	285	285	不适用
脂肪	9.1克	9.1克	不适用
碳水化合物	2.9克	2.9克	不适用
蛋白质	43.8克	43.8克	不适用

准备时间：60分钟　份量：4人

黑胡椒炒牛/猪肉

	蛋白质类型	混合类型	碳水化合物类型
材料	• 1汤匙蒜末 • 1茶匙磨碎黑胡椒 • 2汤匙油 • 海盐调味 • 腌料：2茶匙淡酱油、1茶匙辣酱油、1茶匙磨碎黑胡椒 • 调味料：1茶匙辣酱油、1茶匙淡酱油、1茶匙蜜糖		
	• 300克牛柳 • 1个洋葱	• 300克牛柳 • 1个洋葱	• 300克碎猪肉 • 2个洋葱
做法	• 牛肉切粒，加腌料拌匀。洋葱切粒备用。 • 中火加热铁锅，炒软洋葱，推至锅边。 • 加入蒜末至锅中心，把火调高，加入牛肉粒。如需要可再加油。牛肉炒至各面轻微焦黄。 • 混合所有材料，盖上锅盖至锅边冒烟，加入调味料拌匀。如需要，洒上黑胡椒及盐。 • 谨记要用大火炒牛肉，让牛肉表面快熟煮熟而里面仍存肉汁。如你的锅热度不足，牛肉粒肉汁流失，令酱汁变稀。		

营养值

热量	202.8	200	197.5
脂肪	11.1克	10.2克	9.8克
碳水化合物	12.1克	12克	11.9克
蛋白质	14.9克	14.8克	14克

准备时间：15分钟　份量：4人

猪肉配碎抱子甘蓝

材料	蛋白质类型	混合类型	碳水化合物类型
	• ¼杯特级初榨橄榄油 • 盐和胡椒调		
	• 2块猪排 • 1磅芦笋	• 2块猪排 • ⅓磅抱子甘蓝 • ¼磅芦笋	• 2块猪排 • 1磅抱子甘蓝

做法	• 去除抱子甘蓝底端根茎，用食物处理器磨碎。 • 猪排加入少量盐和胡盐。以中高火加热数汤匙油，待至锅子热度平均加入猪排。 • 猪排每面煎4分钟至金黄，如需要可加盖煮约4分钟或至你想要的程度。 • 当猪排烹煮时，以中火加暖¼杯橄榄油，加入碎抱子甘蓝炒约10分钟至变软和轻微焦黄。 • 盐和胡椒调味。

营养值

	蛋白质类型	混合类型	碳水化合物类型
热量	345	345	339克
脂肪	17克	17克	15克
碳水化合物	4克	4克	3.2克
蛋白质	42克	42克	39克

准备时间：25分钟　份量：2人

猪排炒杂菜

	蛋白质类型	混合类型	碳水化合物类型
材料	• 1个白或黄洋葱(切幼条) • 4汤匙黑酱 • 1瓣大蒜(切细) • 1杯冷藏豌豆 • 4根青葱(粗切)		
	• ¾磅五花肉(生或已煮熟，切细块) • 1汤匙芝麻 • 4汤匙椰子油 • 1小棵花椰菜(用食物处理器磨碎) • 2只蛋(拌成蛋液)	• ¾磅五花肉和瘦肉(生或已煮熟，切细块) • 1汤匙芝麻 • 2汤匙椰子油 • 1小棵花椰菜(用食物处理器磨碎) • 2只蛋(拌成蛋液)	• ¾磅瘦肉(生或已煮熟，切细块) • 1汤匙芝麻 • 1汤匙椰子油 • 1小棵西兰花(用食物处理器磨碎) • 2只蛋(拌成蛋液)
做法	• 铁锅或平底锅以大火加热1汤匙油，加入洋匆炒2分钟至开始金黄。 • 加入肉及1汤匙黑酱，炒2至3分钟(如使用生肉需更长时间) • 加入余下的油、大蒜和花椰菜/西兰花，炒2至3分钟。 • 加入蛋和余下酱油，不断搅拌，然后加入豌豆及切碎青葱。 • 煮约1至2分钟完成。		

营养值

	蛋白质类型	混合类型	碳水化合物类型
热量	262	256	241.7
脂肪	15克	13克	10克
碳水化合物	18克	16克	14克
蛋白质	26克	26克	24克

准备时间：15分钟　份量：3人

调味烤猪排配红萝卜

	蛋白质类型	混合类型	碳水化合物类型
材料	• 1茶匙安蔻椒粉 • 1茶匙孜然 • ½茶匙玉桂 • ½茶匙海盐 • 8个红萝卜(去皮并垂直切半)		
	• 2块1吋厚猪排 • 4汤匙有机黄油	• 2块1吋厚猪排 • 3汤匙有机黄油	• 2块1吋厚瘦猪排 • 1 ½汤匙有机黄油
做法	• 烤炉调至中高火。 • 溶解黄油加入香草和盐混合。在红萝卜面淋上一半黄油混合物。 • 余下黄油刷上猪排两面。 • 猪排、红萝卜每面各烧5分钟后,由木炭直火移开,或将瓦斯烧烤炉调至中火,盖上盖再烤3分钟。 • 这时候,红萝卜应该变得软硬适中,可以由烤炉移开,继续烤猪肉数分钟。 • 洒上海盐完成。		

营养值

热量	437	402	387
脂肪	29克	26克	22克
碳水化合物	20克	19.1克	17克
蛋白质	26克	26克	25.6克

准备时间:25分钟　份量:2人

猪排与剁碎小红萝卜

	蛋白质类型	混合类型	碳水化合物类型
材料	• ½个白或黄洋葱(切细) • 1大束小红萝卜(约10个)(切至细块) • ½杯牛或鸡高汤 • ¼杯欧芹(切细) • 海盐和胡椒调味		
	• 2至3杯煮熟的猪排(切至细块) • 3汤匙有机黄油、培根脂肪或特级初榨橄榄油	• 2至3杯煮熟的猪排或瘦猪肉(切至细块) • 2汤匙培根脂肪或特级初榨橄榄油	• 2至3杯煮熟瘦猪肉(切至细块) • 1汤匙培根脂肪或特级初榨橄榄油
做法	• 平底锅加热至中火，溶解脂肪，加入洋葱和小红萝卜，快炒5分钟。 • 加入猪排和高汤，煮约5分钟至液体蒸发。 • 以欧芹装饰。 • 加入盐和胡椒调味。		

营养值

	蛋白质类型	混合类型	碳水化合物类型
热量	547	512	493
脂肪	31克	28.4克	26克
碳水化合物	4克	3.6克	3.1克
蛋白质	59克	57克	56克

准备时间：20分钟　份量：2人

四川茄子

材料	蛋白质类型	混合类型	碳水化合物类型
材料	• 1 ½磅亚洲(瘦长)茄子 • 2汤匙特级初榨橄榄油 • ¼杯鸡高汤 • 2茶匙蜜糖 • ½汤匙酱油 • ½至1 ½汤匙豆瓣酱 • 2茶匙压碎四川胡椒子(可选；没有就少了正宗) • 3茶匙鲜磨姜 • 5瓣大蒜(切末) • 2茶匙镇江香醋或苹果醋 • 4根青葱(粗切) • 芫荽叶装饰(可选)		
	• 2块1吋厚猪排	• 2块1吋厚猪排	• 2块1吋厚瘦猪排
做法	• 茄子垂直切四份，切粗块备用。 • 在小碗混合加入鸡高汤、蜜糖及酱油备用。 • 另一个碗内混合豆瓣酱、大蒜、姜和四川胡椒子备用。 • 最后，用第三个碗混合青葱和醋备用。 • 油下铁锅或大炒锅，调至中高火至油快冒烟。 • 加入茄子快炒，每移动一次待数秒让其变金黄。 • 加入豆瓣酱混合物炒香，约30秒。 • 加入鸡高汤混合物，将火调至中慢，烹煮90秒。 • 加入青葱和醋煮15秒至香味四溢。 • 淋在已煮熟猪排，加入芫荽装饰后上桌。		

营养值

	蛋白质类型	混合类型	碳水化合物类型
热量	294	254	194
脂肪	7.8克	9.52克	8.0克
碳水化合物	23克	23克	23克
蛋白质	39克	26.2克	14.2克

准备时间：10分钟　份量：2至4人

羊肉配希腊沙拉

	蛋白质类型	混合类型	碳水化合物类型
材料	• ½杯细切希腊香草，如小茴香、薄荷、牛至、欧芹 • 海盐调味 • 2个长叶莴苣心，(切细) • 1杯去核卡拉马塔或其他希腊橄榄 • ¼杯柠檬汁 • ½杯特级初榨橄榄油		
	• 1磅碎羊肉 • 1个大或2至4个小黄瓜(切碎) • 1个蕃茄(切碎)	• 1磅碎羊肉 • 1个大或2至4个小黄瓜(切碎) • 1至2个蕃茄(切碎)	• ½磅碎瘦羊肉 • 1个大或2至4个小黄瓜(切碎) • 1至2个蕃茄(切碎)
做法	• 快炒碎羊肉和香草6至8分钟或至透熟。 • 加入盐调味。 • 肉与莴苣、蕃茄、黄瓜和橄榄混合。 • 柠檬汁及橄榄油轻拌，并淋上沙拉。		

营养值

热量	283	275	220
脂肪	10克	10克	5克
碳水化合物	16克	16克	16克
蛋白质	28克	28克	14克

准备时间：20分钟　份量：3人

韩式牛肉杂锦饭

	蛋白质类型	混合类型	碳水化合物类型
材料	• 4瓣大蒜(切细) • ½杯黑酱油 • 2汤匙米酒醋 • ¼杯烤芝麻油 • 2个红萝卜(切碎或切幼条) • 1杯雪藏波菜或2撮新鲜波菜 • ½磅牛里脊肉或牛后腹肉排(切幼条) • 2只蛋 • 可选装饰：1片紫菜(切幼条)、1汤匙芝麻籽(微烤)、3根青葱(切碎)		
	• 5颗香菇(似条) • 2杯磨碎花椰菜	• 3颗香菇(似条) • 2杯磨碎花椰菜	• 2颗香菇(似条) • 2杯磨碎西兰花
做法	• 混合大蒜、黑酱油、醋和芝麻油。 • 牛肉和香菇放入不同碗，各倒入腌料。 • 微波炉加热花椰菜2至4分钟至变软。 • 用铁锅或大平底锅加热一汤匙油(芝麻油、椰子油或橄榄油)。当你炒每种材料时，可根据需要加入油。 • 当每种材料炒熟，分两份放入米饭上。 • 快炒红萝卜数分钟至微金黄。移离平底锅。 • 加入波菜快炒至暖。移离平底锅。 • 蛋打入锅，煎至蛋白凝固及蛋黄到理想程度。移离平底锅。蛋可成只或切条。 • 平底锅加油调至高火。牛肉移离腌料快炒3至5分钟。移离平底锅。 • 香菇加入锅快炒至变软。移离平底锅。 • 腌料加入锅中慢火烹煮3分钟，淋上米饭面。 • 加入可选装饰：紫菜、芝麻籽及青葱。		

营养值

	蛋白质类型	混合类型	碳水化合物类型
热量	515	509	501
脂肪	5.5克	5.3克	5.1克
碳水化合物	97克	94克	92.3克
蛋白质	17.9克	17.5克	17克
准备时间：30分钟　份量：2人			

炖鹿肉

	蛋白质类型	混合类型	碳水化合物类型
材料	• 1个中红洋葱 • 2茶匙百里香叶 • 1茶匙磨碎玉桂 • 1茶匙磨碎橙皮(不要白色部份) • 3杯天然牛高汤 • ½杯新鲜蔓越橘 • 海盐和胡椒调味		
	• 2磅蒸煮鹿肉 • 3汤匙椰子油或黄油 • 3棵中大头菜(去皮及切碎) • 6根芹菜茎(斜切)	• 1 ½磅蒸煮鹿肉 • 2汤匙椰子油或黄油 • 3棵中大头菜(去皮及切碎) • 3根芹菜茎(斜切)	• 1 ½磅蒸煮鹿肉 • 1 ½汤匙椰子油或黄油 • 3棵中大头菜(去皮及切碎) • 3杯切碎卷心菜 • 3根芹菜茎(斜切)
做法	• 鹿肉用盐和胡椒调。 • 大汤锅或搪瓷炖肉放于中火，加油快炒洋葱和芹菜至洋葱呈半透明。移开蔬菜备用。 • 加入鹿肉烤或煮至焦黄。加入百里香叶、玉桂、橙皮拌匀。加入蔓越橘、大头菜、已炒菜和高汤。 • 加热至混合物起泡。放上盖以中细火烹煮45至50分钟或至鹿肉变嫩。		

营养值

	蛋白质类型	混合类型	碳水化合物类型
热量	380	384	322
脂肪	9克	8克	4克
碳水化合物	15克	48克	48克
蛋白质	57克	30克	21克

准备时间：15分钟　份量：6人

蘑菇汁牛肉丸

	蛋白质类型	混合类型	碳水化合物类型
材料	• 1茶匙干洋葱片 • 2汤匙细切欧芹 • 2茶匙百里香 • 1只全蛋 • ½个小洋葱(切细) • 2汤匙豆粉、竹芋粉或大豆粉 • 2杯已过滤清水 • 1汤匙黑酱油 • ½茶匙苦精或伍斯特郡辣酱油		
	• 1磅碎草铜牛 • 12盎司蘑菇(切片) • 2汤匙椰子油 • ¼杯酸奶油	• 1磅碎草铜牛 • 8盎司蘑菇(切片) • 2汤匙椰子油 • ¼杯酸奶油	• 1磅碎草铜牛(瘦) • 8盎司蘑菇(切片) • 1汤匙椰子油
做法	• 碎牛肉与洋葱片、欧芹、1茶匙百里香混合,搓成蛋形肉丸。 • 中号平底锅以中高火加热,溶解椰子油,加入洋葱、肉丸和1茶匙百里香叶。快抄至各面焦黄。加入蘑菇及余下的百里香叶,煮1至2分钟。 • 加入豆粉拌匀。加热20至30秒。拌入清水,不停搅拌至混合物变厚。从火上移开,拌入酱油、苦精和酸奶油。准备上桌。		

营养值

热量	428	342	270
脂肪	33克	23克	15克
碳水化合物	7克	7克	6克
蛋白质	26克	28克	28克
准备时间:15分钟　份量:4人			

炒牛肉

	蛋白质类型	混合类型	碳水化合物类型
材料	• 2瓣中大蒜(切片) • 1吋姜片(切片) • 1小棵韭葱(洗净后切圈) • 4杯碎中国卷心菜 • 8盎司蘑菇(切半) • 1个中红椒(切条) • 10盎司包装冷藏雪豌豆(斜切一半) • 1汤匙黑酱油		
	• 1磅草饲牛里脊肉(切成1 ½吋块) • 2汤匙椰子油	• 1磅草饲牛里脊或牛嫩腰肉(切成1 ½吋块) • 2汤匙椰子油	• 12盎司草饲牛柳或牛嫩腰肉(切成1 ½吋块) • 1汤匙椰子油
做法	• 中火加热铁锅或深搪瓷平底锅；加入椰子油、大蒜、姜和韭葱快炒。 • 加入肉炒1至2分钟。从火上移开，备用。移除姜片。 • 加入中国卷心菜和蘑菇至卷心菜差不多熟透，加入雪豌豆煮1至2分钟。加入要煮煮牛肉。		

营养值

热量	338	300	221
脂肪	19克	12克	7克
碳水化合物	12克	11克	11克
蛋白质	21克	38克	29克

准备时间：15分钟　份量：4人

香草烤牛排

材料	蛋白质类型	混合类型	碳水化合物类型
	• 1茶匙椰子油 • 2汤匙法式芥末酱 • 2茶匙磨碎或已准备辣根 • 2茶匙干百里香叶 • 1茶匙磨碎芹菜籽 • 1茶匙洋葱粉 • 1茶匙粗海盐或凯尔特盐 • ½茶匙鲜磨黑胡椒		
	• 1磅草饲牛里脊肉排	• 1磅草饲牛里脊肉排	• 1磅鸵鸟腰肉排
做法	• 肉排需于烹煮前最少1 ½小时前解冻。预热烤箱。烤架设于距离发热线6吋。 • 用椰子油刷肉排两面。混合法式芥末酱及辣根，散于肉排两面。肉排放在抹了油的盘。 • 用小碗混合百里香、芹菜、洋葱粉、盐和胡椒，洒于肉排两面。 • 肉排每面烤3至4分钟或至表面焦黄，移至大浅盘。 • 切条后上桌。		

营养值

热量	315	254	176
脂肪	18克	14克	6克
碳水化合物	2克	2克	2克
蛋白质	35克	28克	27克

准备时间：10分钟　份量：5人

香草柠檬羊排

	蛋白质类型	混合类型	碳水化合物类型
材料	• 1茶匙磨碎柠檬皮(不要白色部份)/ ½茶匙柠檬胡椒调味料 • ½茶匙干迷迭香(压碎) • 1茶匙干牛至 • 1茶匙干龙蒿 • 1汤匙柠檬汁 • 1汤匙黑酱油		
	• 6块羊肩排	• 4块羊肩排	• 4块鸡胸肉
做法	• 中高火加热大平底锅。羊排/鸡胸肉两面煎至金黄。 • 细碗内混合柠檬皮、香草、柠檬汁和黑酱油。倒入锅，盖上盖，用中慢火烹者20至25分钟至变软。 • 此可用烤羊排的作调味酱，只需减少香草混合物内的柠檬汁至1汤匙即可。散满羊排/鸡胸，每面烤3至4分钟(视乎厚薄)。不要烹调过度。		

营养值

	蛋白质类型	混合类型	碳水化合物类型
热量	423	317	245
脂肪	29克	21克	12克
碳水化合物	2克	2克	1.3克
蛋白质	37克	28克	24克

准备时间：10分钟　份量：4人

辣根水牛肉饼

	蛋白质类型	混合类型	碳水化合物类型
材料	• 2汤匙已准备辣根 • ½茶匙蔬菜调味料 • 3至4磨新鲜黑胡椒		
	• 1 ¼磅碎野牛或水牛肉	• 1 磅碎野牛或水牛肉	• 1磅碎野牛或水牛肉
做法	• 混合碎肉及其他材料，制成肉饼。 • 可放烤箱、烤架或以中火加热铸锅平底锅，每面煮3至4分钟至金黄。 • 不要过份烹调。 • 可即上桌。		

营养值

热量	322	259	172
脂肪	23克	18克	11克
碳水化合物	1克	1克	0.5克
蛋白质	27克	21克	17克

准备时间：10分钟　份量：4人

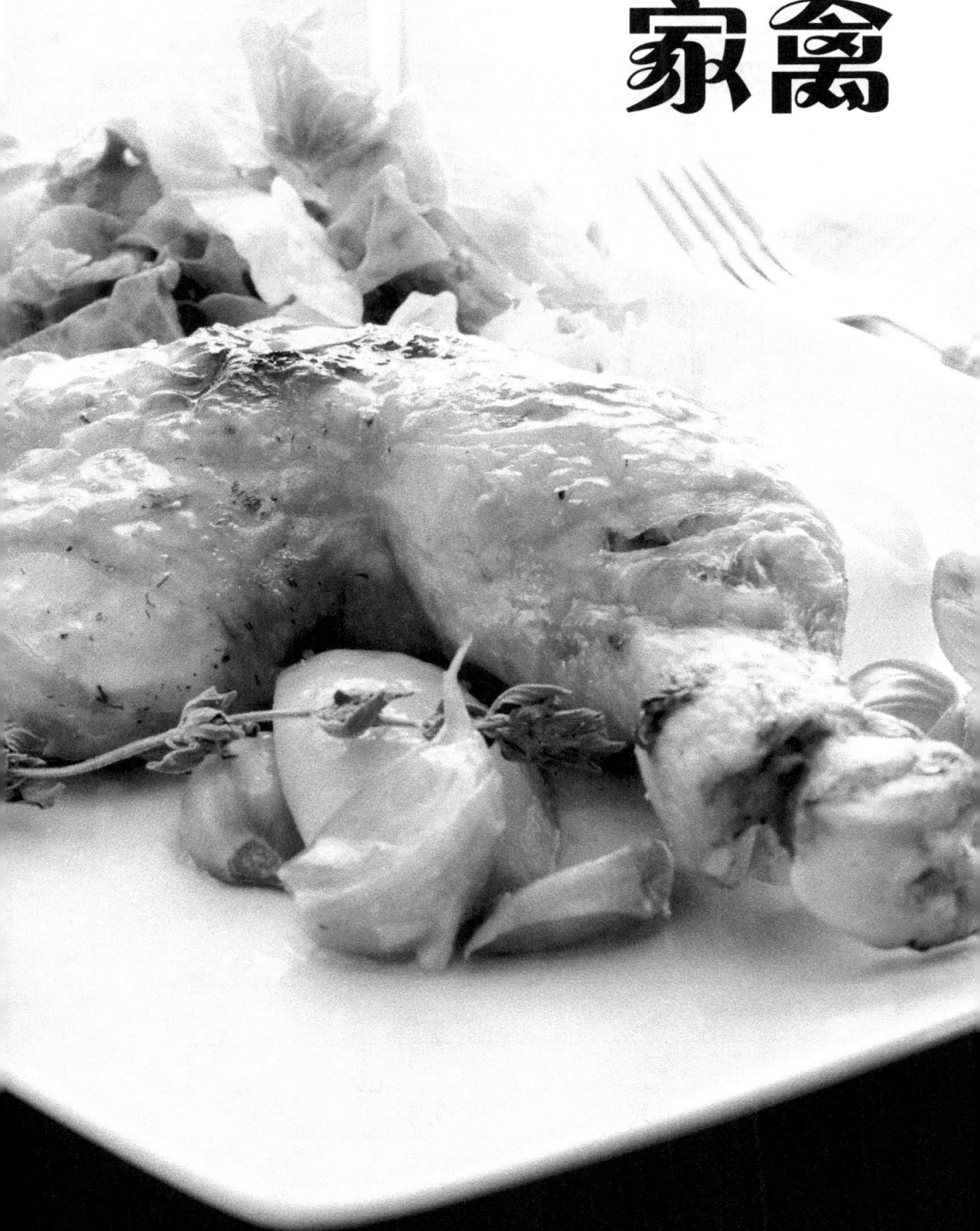

家禽

慢炖火鸡

材料	蛋白质类型	混合类型	碳水化合物类型
	• 2棵中韭葱(切条) • 2茶匙百里香叶 • 2茶匙牛至叶 • 1茶匙蔬菜调味料 • 1个中红萝卜(切碎) • 1根肉桂棒 • 1罐16盎司蕃茄 • 2杯水或自由放养鸡高汤 • 1杯小扁豆或绿豆芽		
	• 4根芹菜茎(切块) • 1杯大头菜(去皮切粒) • 2磅火鸡件(火鸡腿) • 1罐16盎司蕃茄	• 2根芹菜茎(切块) • 1杯笋瓜(去皮切粒) • 2磅火鸡件 • 1罐16盎司蕃茄	• 2根芹菜茎(切块) • 1杯笋瓜(去皮切粒) • 2磅火鸡胸肉 • 1罐28盎司蕃茄 • 烹调时间可减1小时
做法	• 火鸡切块，火鸡皮那面先下锅，高温煮至释出脂肪。翻转火鸡块，加入韭葱和芹菜搅拌。加入百里香、牛至及蔬菜调味料，炒至半透明。 • 加入笋瓜粒、红萝卜、肉桂棒、蕃茄和水或蔬菜高汤，盖好，中火煮2至3小时或慢火煮6至8小时。 • 加入小扁豆或绿豆芽，移走肉桂棒，可即上菜。		

营养值

热量	284	252	254
脂肪	10克	9克	4克
碳水化合物	24克	25克	44克
蛋白质	25克	21克	15克
准备时间：15分钟　份量：4人			

脆香鸡肉沙拉/砂锅

	蛋白质类型	混合类型	碳水化合物类型
材料	• 2汤匙切碎青葱 • 1杯豆薯(去皮、切至火柴形状) • 2茶匙柠檬汁 • ½茶匙海盐 • ½鲜磨黑胡椒 • 3撮苦精(可选) • 莴苣和菠菜叶(可选)		
	• 4杯剩余的已煮鸡肉(黑肉) • 3杯切粗粒芹菜 • ⅓杯胡挑(粗切) • ⅔杯基本蛋黄酱	• 3杯剩余的已煮鸡肉 • 2杯切粗粒芹菜 • ¼杯胡挑(粗切) • ⅔杯基本蛋黄酱	• 2杯剩余的已煮鸡肉(白肉) • 2杯切粗粒芹菜 • 2杯胡挑(粗切) • 2汤匙欧芹洒面 • ⅓杯基本蛋黄酱及⅓低脂酸奶
做法	• 在大碗或轻轻抹油的砂锅中混合所有材料至均匀。 • 如作为沙拉，放入冰箱冷冻或即时放在莴或菠菜叶面。 • 如作为砂锅菜，预热烤箱至350度华氏，鸡肉放上已抹油砂锅，洒上太阳花籽芝麻盐或帕玛森芝士。焗15至18分钟至温度适中。		

营养值

热量	260	197	170
脂肪	14克	10克	7克
碳水化合物	6克	5克	9克
蛋白质	27克	22克	22克
准备时间：10分钟　份量：5人			

基本烤鸡

	蛋白质类型	混合类型	碳水化合物类型
材料	• 1汤匙生或有机黄油(软化) • 1瓣中大蒜(切末) • ¾茶匙海盐 • 4至5磨新鲜黑胡椒 • 2茶匙百里香叶		
	• 1只6至8磅鸡(选择黑肉，如鸡腿)	• 1只6至8磅鸡(选择半黑半白肉)	• 1只6至8磅鸡(选择白肉，如鸡胸)
做法	• 预热烤箱至350度华氏，洗净鸡肉，去除里面脂肪 • 在细碗中混合黄油、蒜末、盐、胡椒及百里香叶，酱料涂满鸡身。鸡胸向下放于烤盘上。 • 烤、无覆盖及不断涂油，约1 ½小时(约20分钟一次)。鸡胸向上烤半小时至金黄。 • 当鸡腿易于拉扯及肉汁流出，便可由烤箱取出。移离烤盘，盖上5至10分钟。用2杯水溶解1 ½汤匙竹芋粉，可溶解盘上的肉粒或刮出盘上的汁，制作肉汁。 • 鸡肉切块或片，肉汁放一旁，上桌。进食前先去皮。去骨后的剩余鸡肉可冷藏再食用，快捷方便。		

营养值

热量	232	215	196
脂肪	11克	8克	5克
碳水化合物	0克	0克	0克
蛋白质	31克	33克	35克

准备时间：75分钟　份量：4至6人

经典科内尔烧烤鸡

	蛋白质类型	混合类型	碳水化合物类型
材料	• 5份黑肉 • 2杯科内尔烧烤汁	• 4块童子鸡(每块相等于半只) • 1 ½杯科内尔烧烤汁	• 3份白肉 • 2杯科内尔烧烤汁
做法	• 用科内尔烧烤汁腌制鸡肉至8小时,偶尔翻转。 • 加烤架或预热烤器。烧烤是最好选择。烹煮鸡肉时,自由选择为鸡肉不停涂烧烤汁及翻转鸡肉。如在户外烧烤,需约1 ½小时至鸡肉鲜嫩及金黄。 • 视乎人数、食量,每半只鸡分2至3份,4块一般已足够8至10人份量(食量大的人除外)。即时上桌。 • 可以使用烤炉减省时间。此菜式无可比拟,即使剩余也美味可口。(如有)		

营养值

热量	275	260	239
脂肪	16克	13克	10克
碳水化合物	1克	1克	1克
蛋白质	31克	33克	35克

准备时间:95分钟　份量:8至10人

嫩煎鸡肉

	蛋白质类型	混合类型	碳水化合物类型
材料	• ½杯漂白杏仁面粉 • ½茶匙海盐 • ½茶匙全功能厨师调味粉 • 5汤匙葡萄籽油 • ¼杯柠檬汁 • 1杯鸡高汤 • ⅓杯盐水腌制刺山柑 • ¼杯新鲜切碎欧芹		
	• 1 ½磅鸡腿 • 5汤匙特级初榨橄榄油	• 1 ½磅鸡胸及腿 • 5汤匙特级初榨橄榄油	• 1 ½磅鸡胸 • 3汤匙特级初榨橄榄油
做法	• 鸡胸水平切半(即如蝴蝶展翅)。如太大块，可再切半，即共四份。 • 鸡肉放置在两张烘焙纸之间并用具重量的平底锅重击至约¼吋厚。 • 混合面粉、盐和厨师调味粉。 • 冲洗鸡块，彻底沾满面粉混合物。 • 大平底锅用中高火加热橄榄油及2汤匙葡萄籽油。加入半份鸡块，每面煎约3分钟至金黄，移到盘上。 • 再加入另外半份重复步骤。 • 准备汁料时，将鸡肉放入烤箱保暖。 • 加入柠檬汁、鸡高汤和刺山柑至平底锅，用金属平铲将平底锅的鸡肉铲起混入汁料。 • 汁料煮至减半后拌入3汤匙葡萄籽油。 • 汁料淋在鸡肉上，洒上欧芹。		

营养值

热量	284	225	190
脂肪	14克	11克	7克
碳水化合物	8克	8克	8克
蛋白质	28克	26克	30克

准备时间：75分钟　　份量：4至6人

炒鸡柳

材料	蛋白质类型	混合类型	碳水化合物类型
	• 5瓣大蒜(切细) • 4汤匙鱼露 • 4 ½汤匙鲜榨酸橙汁 • ½杯鸡高汤 • 4至5根青葱(切细) • 1 ½包12盎司西兰花沙拉菜 • 3个中红萝卜(切条)		
	• 2磅鸡黑肉(切至每片1 ½吋) • 5汤匙椰子油 • 3汤匙切碎欧芹	• 2磅鸡肉(切至每片1 ½吋) • 4汤匙椰子油 • 5汤匙切碎欧芹	• 2磅鸡白肉(切至每片1 ½吋) • 2汤匙椰子油 • 5汤匙切碎欧芹
做法	• 用中高火加热铁锅或深搪瓷平底锅，加入椰子油和大蒜炒香。 • 加入鸡肉炒约3分钟至轻微金黄。 • 加入鱼露、酸橙汁和鸡高汤。烹煮5至8分钟至鸡肉熟透。 • 加入西兰花沙拉菜和红萝卜，炒至变软，但仍保持结实。 • 用青葱和欧芹装饰。		

营养值

	蛋白质类型	混合类型	碳水化合物类型
热量	314	293	284
脂肪	9,8克	7克	4克
碳水化合物	29克	29克	27克
蛋白质	30克	28克	26克

准备时间：15分钟　份量：3人

蘑菇鸡蛋饼配酸乳酒

	蛋白质类型	混合类型	碳水化合物类型
材料	• 2汤匙酸乳酒 • 车达芝士(调味) • 小撮海盐和黑胡椒		
	• 2汤匙特级初榨橄榄油或有机黄油 • 6只蛋 • 4至5粒蘑菇	• 2汤匙特级初榨橄榄油或有机黄油 • 5只蛋 • 2至3粒蘑菇	• 1汤匙特级初榨橄榄油或有机黄油 • 4只蛋 • 2粒蘑菇
做法	• 在搅拌碗混合蛋和酸乳酒，加入海盐和黑胡椒。 • 蘑菇切细条，与黄油或橄榄油一起高温烹煮至蘑菇变金黄。 • 调至中火，鸡蛋和酸乳酒均匀淋入。 • 鸡蛋饼开始凝固但顶部仍有生蛋汁时，加入车达芝士。从火上移开，拿起锅柄摇晃至蛋从锅松开。用叉把鸡蛋饼对折。 • 可即食用。		

营养值

热量	311	300	290
脂肪	26克	23克	15克
碳水化合物	5克	5克	5克
蛋白质	15克	15克	11克

准备时间：6分钟　份量：2人

香橙橄榄鸡

	蛋白质类型	混合类型	碳水化合物类型
材料	• 2茶匙辣椒粉 • 2瓣切末大蒜 • 2茶匙雪利酒醋 • 1个橙 • ¼杯切细欧芹 • ¼杯去核橄榄(摩洛油浸橄榄或希腊卡拉马塔橄榄) • ¼茶匙红椒片		
	• 1至1 ½磅鸡腿(切成1吋粒状) • 4汤匙特级初榨橄榄油	• 1至1 ½磅鸡胸及腿(切成1吋粒状) • 4汤匙特级初榨橄榄油	• 1至1 ½磅鸡胸(切成1吋粒状) • 2汤匙特级初榨橄榄油
做法	• 搅拌辣椒粉、大蒜、橄榄油和醋。 • 鸡肉以少量盐调味，加入半份香醋。 • 用烤炉高火烤约10至12分钟至煮熟。 • 煮鸡肉期间，去橙皮，尽量去掉白色果肉部份。每片橙切成二至三份。 • 在上菜碗内混合橙片、欧芹、橄榄及红椒粉。 • 加入已熟好的鸡肉，淋上香醋。轻微混合。 • 可作冷盘或室温上桌。		

营养值

热量	340	296	225
脂肪	22克	18克	13克
碳水化合物	6克	5克	3克
蛋白质	53克	40克	35克

准备时间：20分钟　份量：4人

黄油韭葱煎蛋饼

	蛋白质类型	混合类型	碳水化合物类型
材料	• 2汤匙酸乳酒 • 车达芝士(调味) • 小量盐和黑胡椒		
	• 8只蛋 • 2至4片已煮熟培根(压碎) • 3汤匙有机黄油	• 6只蛋 • 2至4片已煮熟培根(压碎) • 2汤匙有机黄油	• 4只蛋 • 1至2片已煮熟火腿 • 1汤匙有机黄油
做法	• 去除韭葱顶部的深绿色部份，将浅绿/白色部份垂直切半，冲洗后横向切片。 • 平底锅在中低火溶解黄油，加入韭葱，轻炒数分钟后加上盖，待8至10分钟至变软。 • 保持慢火及偶尔搅拌。少许焦黄可以，但你目的是要软化韭葱。 • 当烹调韭葱时，你可混合蛋和1汤匙奶油搅拌，加入小撮盐和胡椒。 • 用锅以低火暖化黄油，然后加入蛋。保持低火，不断搅拌，令蛋不会变焦或过份凝固。 • 当蛋已煮熟并带少许轻松，从火上移开，分成两份。 • 韭葱上拌入余下奶油，可根据需要加盐。把韭葱置于炒蛋上，用碎培根。		

营养值

热量	350	330	312
脂肪	29克	27克	22克
碳水化合物	10克	8克	6克
蛋白质	17克	17克	15克
准备时间：15分钟　份量：2人			

茴香橄榄煎蛋饼

	蛋白质类型	混合类型	碳水化合物类型
材料	• 1个茴香球(切幼条、去叶) • 2至3瓣大蒜 • ½杯细切新鲜罗勒 • ½杯去核橄榄 • 海盐调味 • 菲达或山羊奶酪(可选)		
	• 4汤匙特级初榨橄榄油 • 2个蕃茄(切碎) • 8只蛋(拌成蛋液)	• 4汤匙特级初榨橄榄油 • 2个蕃茄(切碎) • 6只蛋(拌成蛋液)	• 2汤匙特级初榨橄榄油 • 3个蕃茄(切碎) • 4只蛋(拌成蛋液)
做法	• 在平底锅以中高火加热2汤匙橄榄油及茴香，炒至微金黄。 • 加入大蒜、蕃茄炒5分钟。 • 放入碗并加入橄榄和罗勒拌匀，加盐调味。 • 平底锅加热余下橄榄油，加入半份蛋液。 • 煮蛋期间，以刮铲提起蛋饼边缘位置及使平底锅倾斜，让未煮的蛋与锅直接接触。 • 约3分钟后，当蛋接近凝固，加入半份蕃茄混合物到蛋的一边。 • 用刮铲将另一边提起、折合。 • 煮约一份钟后放到盘子。 • 重复步骤制作第二份蛋饼。		

营养值

热量	285	274	260
脂肪	20克	18克	15克
碳水化合物	8克	6.5克	5克
蛋白质	16克	15克	13克

准备时间：20分钟　份量：2人

墨西哥煎饼早餐

	蛋白质类型	混合类型	碳水化合物类型
材料	• ¼杯罐装切粒青辣椒 • ¼杯细切芫荽叶 • ¼杯已煮熟肉类(可选切条牛排、磨碎牛肉或碎鸡肉) • 1个鳄梨(切楔形或细厚块) • 辣汁或萨尔萨酱伴碟(可选)		
	• 6只蛋(分开蛋清、蛋黄) • ½个洋葱(细切) • 1个蕃茄(细切) • ½个红椒(切条)	• 4只蛋(分开蛋清、蛋黄) • ½个洋葱(细切) • 1至2个蕃茄(细切) • 1个红椒(切条)	• 3只蛋(分开蛋清、蛋黄) • 1个洋葱(细切) • 2个蕃茄(细切) • 1个红椒(切条)
做法	• 搅拌蛋清。 • 加热已抹油的10吋平底锅，倒入蛋清，转动锅儿令蛋清平均分散。 • 约30秒后，加盖煮1分钟。 • 用橡胶刮铲刮起鸡清，让蛋清"薄饼"滑到盘子上。 • 余下蛋清重复步骤。 • 用同一锅里，加油快炒洋葱1分钟后，加入蕃茄、青辣椒、红椒、芫荽叶和肉。 • 拌入蛋黄，与其他材料混合。 • 最后加入鳄梨，然后将完馅料放到两份蛋清。 • 把蛋清卷好至墨西哥煎饼，配以辣汁或萨尔萨酱上桌。		

营养值

	蛋白质类型	混合类型	碳水化合物类型
热量	254	238	220
脂肪	6克	6克	4克
碳水化合物	22克	22克	20克
蛋白质	30克	30克	15克

准备时间：25分钟　份量：2人

花椰菜米烧鸡

材料	蛋白质类型	混合类型	碳水化合物类型
	• 1汤匙特级橄榄油 • 1根墨西哥胡椒(切细) • 2瓣大蒜(切细) • 1罐14 ½盎司切粒蕃茄 • 1杯鸡高汤 • ½茶匙藏红花丝 • 1茶匙孜然 • 1茶匙海盐 • 1棵花椰菜(切碎) • 2杯雪藏豌豆		
	• 2至2 ½磅去骨鸡腿(切成小粒或条) • ½个洋葱(细切) • ½个绿甜椒(切碎或切条) • ½个红甜椒(切碎或切条)	• 2至2 ½磅去骨鸡胸及鸡腿(切成小粒或条) • 1个洋葱(细切) • 1个绿甜椒(切碎或切条) • 1红甜椒(切碎或切条)	• 2至2 ½磅去骨鸡胸(切成小粒或条) • 1个洋葱(细切) • 1个绿甜椒(切碎或切条) • 1红甜椒(切碎或切条)
做法	• 如你有食物处器，可用它同时磨碎洋葱、墨西哥胡椒、大蒜和甜椒(或切条)。食物处理器也方便磨碎花椰菜。 • 用一个深长柄锅，把油以中高火加热，加入鸡肉。煮4至5分钟至金黄。 • 如需要，可加入更多油，然后加入洋葱、大蒜、墨西哥胡椒和甜椒煮数分钟。 • 加入蕃茄和蕃茄汁、高汤、藏红花、孜然、盐和花椰菜。拌匀。 • 加盖煮约10分钟后，加入碗豆再煮数分钟。		

营养值

热量	257	249	238
脂肪	10克	9.5克	8克
碳水化合物	28克	25克	20克
蛋白质	13克	13克	15克
准备时间：30分钟　份量：4人			

辣椒香蒜鸡肉串烧

	蛋白质类型	混合类型	碳水化合物类型
材料	• 6枝木串肉杆，用冷水浸泡30分钟 • 2汤匙特级初榨橄榄油 • 1茶匙红辣椒(去籽、切细) • 4瓣大蒜(切细) • 6汤切柠檬汁		
	• 2块鸡腿(切粒)	• 1块鸡胸(切粒) • 1块鸡腿(切粒)	• 2块鸡胸(切粒)
做法	• 预热风扇推动烤箱至350度华氏，或预热烧烤炉至高火。 • 细碗加入油、辣椒、大蒜和柠檬汁制作香辣蒜汁。备用。 • 串肉杆串过已切粒鸡肉，放于已放烘焙纸的烤盘上，均匀淋上香辣蒜汁。 • 在烤箱烤30至40分钟至熟。如使用烧烤炉，鸡肉每边煮5至6分钟。上桌。		

营养值

	蛋白质类型	混合类型	碳水化合物类型
热量	153	149	145
脂肪	2.5克	2克	1.4克
碳水化合物	7克	6.8克	6.4克
蛋白质	27克	27克	26.5克

准备时间：45分钟　份量：2人

泰国薄荷鸡

	蛋白质类型	混合类型	碳水化合物类型
材料	• 1汤匙油 • 1根辣椒(切碎) • 1瓣大蒜(切细) • 1杯鸡高汤 • ½茶匙红咖喱酱 • 2茶匙鱼露或1茶匙海盐 • 4汤匙柠檬汁 • ½杯薄荷叶(切细) • 1束芫荽(切细) • 1个红洋葱(切细条)		
	• 3块鸡腿	• 2块鸡胸 • 1块鸡腿	• 3块鸡胸
做法	• 鸡肉放入食物处理器制成肉碎。 • 大锅以中高火加热油,加入辣椒、大蒜炒1分钟。加入肉碎及不断搅拌至熟透,将大块拆小。 • 加入鸡高汤煮8至10分钟或至液体被吸收。加入咖喱酱、鱼露/海盐、柠檬汁,煮2至3分钟。 • 从火上移开,加入薄荷、芫荽和洋葱拌匀。 • 盖上盖2分钟,上桌。		

营养值

热量	171	165	156
脂肪	3克	2.2克	10克
碳水化合物	12克	12克	10克
蛋白质	25克	25克	25克

准备时间:20分钟　份量:3人

榛子炸鸡排

	蛋白质类型	混合类型	碳水化合物类型
材料	• ⅔杯磨碎榛子 • 海盐调味		
	• 2块鸡腿 • 2只蛋(拌成蛋液)	• 1块鸡胸 • 1块鸡腿 • 1只蛋(拌成蛋液)	• 2块鸡胸 • 1只蛋(拌成蛋液)
做法	• 预热风扇推动烤箱至350度华氏。 • 鸡肉放置在两张烘焙纸中间。用肉锤或擀面杆使加用平整至约1厘米厚。 • 将打液加在中号碗，碎榛子放上大盘。鸡肉浸入蛋液后再放到碎榛子，翻转至两面沾满。 • 将鸡肉放在已铺上烘焙纸的烤盘，放入烤箱30至40分钟或至鸡肉熟透。 • 可配以沙拉或蒸蔬菜。		

营养值			
热量	150	146	142
脂肪	3.1克	2.3克	1.2克
碳水化合物	19.3克	17.3克	15.7克
蛋白质	14.8克	13.5克	11.5克
准备时间：50分钟　份量：2人			

芫荽辣椒鸡肉沙嗲

材料	蛋白质类型	混合类型	碳水化合物类型
材料	• 6枝串肉杆，在冷水浸泡30分钟 • 腌料： • 1汤匙特级初榨橄榄油 • ¼杯柠檬汁 • 1个洋葱(切碎) • 2瓣大蒜 • 1杯新鲜芫荽叶 • 1汤匙磨碎姜黄 • 1汤匙辣椒片 • 1汤匙葛拉姆马萨拉 • 1汤匙磨碎芫荽籽		
	• 2块鸡腿(切粒)	• 1块鸡胸(切粒) • 1块鸡腿(切粒)	• 2块鸡胸(切粒)
做法	• 橄榄油、柠檬汁、洋葱、蒜瓣、芫荽、姜黄、葛拉姆马萨拉和磨碎芫荽粒放入食物处理器以高速拌匀至顺滑质感。 • 串肉杆串过鸡粒，放在盘上，倒入腌料，翻转至涂匀鸡肉串。盖好放入冰箱1至2小时。 • 预热风扇推动烤箱至350度华氏。 • 鸡肉串放在有烘焙纸烤盘上，刷上腌料，烤20至30分钟至鸡肉熟透。上桌。		

营养值

	蛋白质类型	混合类型	碳水化合物类型
热量	190	183.5	175
脂肪	7克	5.2克	4克
碳水化合物	8克	8克	7克
蛋白质	23克	21.3克	20克

准备时间：120分钟　份量：2人

加勒比烤鸡

材料	蛋白质类型	混合类型	碳水化合物类型
	• 6汤匙烤肉调味料 • 6汤匙蒜末或蒜粉 • 6汤匙洋葱末 • 6汤匙干洋葱末或洋葱粉 • 2汤匙多香果 • 1汤匙磨碎干烟味辣椒或红椒 • 2根匈牙利红辣椒 • 1包甜味剂 • 1汤匙有机甘蔗水 • 2汤匙百里香叶 • 2汤匙磨碎肉桂 • 2汤匙磨碎豆蔻 • 1 ½汤匙哈巴涅拉辣椒 • 2个柠檬皮(去除白色部份)，放入有盖容器可存放在冰箱至1个月		
	• 2只童子鸡(切半、黑肉) • 1汤匙椰子油或生机黄油	• 2只童子鸡(切半、黑和白肉) • 1汤匙椰子油或生机黄油	• 2只童子鸡(切半、白肉) • ½汤匙椰子油或生机黄油
做法	• 加热烤架或预热烤箱。 • 童子鸡件涂上少许油，及刷上烤肉调味料。 • 烤鸡约1至1 ½小时，偶尔转动，煮至鸡变嫩。		

营养值

	蛋白质类型	混合类型	碳水化合物类型
热量	232	215	196
脂肪	11克	8克	5克
碳水化合物	0克	0克	0克
蛋白质	31克	33克	35克
准备时间：90分钟　份量：5人			

快速火鸡炸肉排

	蛋白质类型	混合类型	碳水化合物类型
材料	• 1 ¼茶匙海盐或凯尔特盐 • 4至6磨新鲜黑胡椒 • ¼杯柠檬汁 • 4茶匙新鲜切碎或2茶匙压碎迷迭香		
	• 3汤匙青橄榄(切半) • 1 ¼磅有骨自由放养火鸡腿 • 4茶匙生或有机黄油或椰子油	• 2汤匙青橄榄(切半) • 1 ¼磅火鸡腿 • 4茶匙生或有机黄油或椰子油	• 2汤匙刺山柑 • 1 磅火鸡胸 • 4茶匙生或有机黄油或椰子油
做法	• 火鸡腿置于蜡纸或保鲜膜之间，用大平刀或肉锤拍打至⅛吋厚。洒上盐和胡椒。 • 炒锅或大平底锅放于中高火加热。加入黄油快速烧煮火鸡至金黄。偶尔翻转煮1分钟。 • 用迷迭香调味和加入柠檬汁及橄榄，煮数分钟后放上大盘。 • 加热汁料并溶解锅上肉粒，煮至汁料约剩2汤匙，倒上肉排后可立即上桌。		

营养值

	蛋白质类型	混合类型	碳水化合物类型
热量	387	275	210
脂肪	15克	13克	6克
碳水化合物	5克	4克	4克
蛋白质	50克	36克	30克

准备时间：10分钟　份量：4人

烤鸡凯撒沙拉

	蛋白质类型	混合类型	碳水化合物类型
材料	• ½ 茶匙蔬菜调味料 • ½茶匙鲜磨黑胡椒		
	• 4磅自由放养鸡腿 • 4杯菠菜(撕开) • 2杯切碎芹菜 • ¼杯凯撒沙拉酱 • ¼杯磨碎帕玛森或罗马莉奶酪	• 2块自由放养鸡胸和鸡腿 • 1棵大长叶莴苣(撕开) • ¼杯凯撒沙拉酱 • ¼杯磨碎帕玛森或罗马莉奶酪 • 1汤匙刺山柑	• 2块自由放养鸡胸(切开) • 1棵大长叶莴苣(撕开) • 2汤匙凯撒沙拉酱 • 2汤匙磨碎帕玛森或罗马莉奶酪 • 2汤匙刺山柑
做法	• 预热烤炉。鸡胸切半,鸡腿横向切1吋条状。 • 素食调味料和胡椒调味。鸡块放在板条烤盘烤3至4分钟至金黄。从烤箱取出,放凉。 • 同时,洗净和沥干长叶莴苣,撕成大片放在沙拉碗。 • 加入剩余材料(2汤匙奶酪除外),拌匀。放上鸡块及奶酪。		
营养值			
热量	300	265	200
脂肪	20克	11克	6克
碳水化合物	8克	9克	5克
蛋白质	22克	32克	30克
准备时间:10分钟　份量:4人			

烤粘果酸浆火鸡沙拉

	蛋白质类型	混合类型	碳水化合物类型
材料	• 1杯切粒豆薯 • ½杯细切西兰花茎 • 2根中青葱或青洋葱(切条) • ½杯切碎芫荽或意大利平叶欧芹 • 3汤匙柠檬汁 • ½杯青橄榄粘果酸浆萨尔萨酱 • 4至5磨新鲜黑胡椒		
	• 4杯已煮熟有骨自由放养火鸡(黑肉，切开) • 1 ½杯细切芹菜 • ⅓杯甘椒酿橄榄(切细)	• 3杯已煮熟有骨自由放养火鸡(切开) • 1½杯细切芹菜 • ¼杯甘椒酿橄榄(切细)	• 2杯已煮熟有骨自由放养火鸡(白肉，切开)
做法	• 在大搅拌碗内搅拌火鸡、芹菜、西兰花、青葱、橄榄、芫荽和欧芹。 • 柠檬汁拌入青橄榄粘果酸浆萨尔萨酱并淋在沙拉上。拌匀。 • 配以奶油生菜。		

营养值

热量	388	299	233
脂肪	24克	14克	9克
碳水化合物	12克	11克	8克
蛋白质	40克	31克	22克

准备时间：5分钟　份量：2人

龙蒿火鸡汉堡

	蛋白质类型	混合类型	碳水化合物类型
材料	• 1汤匙新鲜或干龙蒿叶 • ½茶匙素食调味料或海盐 • 3磨新鲜黑胡椒 • 2只大蛋		
	• 1 ¼磅自由放养碎火鸡 • 1汤匙法式芥茉 • ½杯细切芹菜 • ¼杯切碎红洋葱	• 1 磅自由放养碎火鸡 • 2汤匙法式芥茉 • ½杯粗切小胡瓜 • ¼杯切碎红洋葱	• 1 磅自由放养碎火鸡 • 3汤匙法式芥茉 • ¾杯粗切小胡瓜 • ½杯切碎红洋葱
做法	• 预热烤炉。在大搅拌碗加入碎火鸡、小胡瓜、洋葱、龙蒿、芥末、素食调味料、胡椒和蛋拌匀。 • 制成肉饼形状后放在烤盘。每面烤5分钟至金黄。 • 可即上桌。		

营养值			
热量	259	216	221
脂肪	14克	12克	12克
碳水化合物	2克	2克	3克
蛋白质	28克	23克	24克

准备时间：15分钟　份量：4人

基本酿鸡蛋

	蛋白质类型	混合类型	碳水化合物类型
材料	• 6只大有机鸡蛋 • ⅓杯基本蛋黄酱 • 2茶匙第戎或其他你喜欢的芥末 • ½茶匙蔬菜调味料 • 2至3磨鲜磨黑胡椒 • 辣椒粉和小茴香装饰		
	• 2条凤尾鱼或混合培根菠菜(用作馅料) • 馅料调味料:香草、盐和胡椒	• 混合蔬菜和肉类(用作馅料) • 馅料调味料:香草、盐和胡椒	• 碎瘦肉配已煮熟蔬菜(用作馅料) • 馅料调味料:香草、盐和胡椒
做法	• 用中号长柄以高火把水煮沸,加入蛋并调低火。烹煮约5至6分钟。倒出热水,加入冷水使蛋冷却。 • 当蛋足够冷却后去除蛋壳,垂直切半。 • 去除蛋黄并放进一小碗内。蛋青放至于上菜碗或晚餐盘。 • 用叉压碎蛋黄至顺滑,如果太结实,可以筛子过泸但不要使用食物处理器,否则会变太粘。加入蛋黄酱、芥末、盐和胡椒,稍作搅拌至混合松软。加入想要的馅料。 • 用茶匙把松软蛋黄填满蛋清作装饰。洒上辣椒粉和小茴香装饰。 • 立即上桌或加盖冷藏。		

营养值

热量	82	77	73
脂肪	8克	5克	3克
碳水化合物	1克	4克	7克
蛋白质	6克	6克	6克
准备时间:20分钟　份量:6人			

无皮法式乳蛋饼

	蛋白质类型	混合类型	碳水化合物类型
材料	• 2茶匙有机黄油或椰子油 • ½个小红洋葱(切丝) • 2杯西兰花小花 • ¼杯切碎欧芹 • 2茶匙干罗勒 • 4只中全蛋 • ½杯全脂奶 • 1茶匙第戎法式芥末 • 盐和胡椒调味 • ¼杯豆粉		
	• 4片火鸡培根或½杯剩余火鸡或三文鱼 • ⅓杯生、有机奶酪(磨碎)	• ½杯生、有机奶酪(磨碎)	• 2汤匙磨碎低脂帕玛森或罗马莉奶酪洒上面
做法	• 预热烤箱至350度华氏。 • 平底锅加奶油以中火快炒红洋葱和西兰花。加入切碎欧芹和罗勒，拌匀。关火。 • 鸡与奶、面粉、第戎法式芥末、盐和胡椒混拌匀，放在小的抹油砂锅。加上奶酪烘15至18分钟至凝固。 • 由烤箱取出，切件，上桌。		

营养值

	蛋白质类型	混合类型	碳水化合物类型
热量	215	180	153
脂肪	14克	11克	9克
碳水化合物	8克	8克	8克
蛋白质	14克	12克	10克

准备时间：30分钟　　份量：4人

洋百合蛋沙拉

	蛋白质类型	混合类型	碳水化合物类型
材料	• 4只半生熟蛋(5分钟) • 1罐14盎司洋百合心(沥干、切四份) • 1根中青葱或青洋葱(切除白色部份) • 1茶匙刺山柑		
	• 2块切碎凤尾鱼柳或凤尾鱼酱(视乎喜好) • ⅓杯基本蛋黄酱或第戎调味蛋黄酱	• 1块切碎凤尾鱼柳或凤尾鱼酱 • ⅓杯基本蛋黄酱或第戎调味蛋黄酱	• 3汤匙蛋黄酱或本基本蛋黄酱及半低脂乳奶
做法	• 在搅拌碗把蛋去壳切碎,加入洋百合心、青洋葱、基本蛋黄酱或第戎调味蛋黄酱,拌匀。 • 放上已切凤尾鱼,或淋上凤尾鱼酱及1茶匙刺山柑。如果材料本身够冷可以上桌,否则先放进冰箱10至15分钟。		

营养值			
热量	118	114	100
脂肪	6克	6克	4克
碳水化合物	5克	5克	7克
蛋白质	10克	9克	8克

准备时间:10分钟　份量:4人

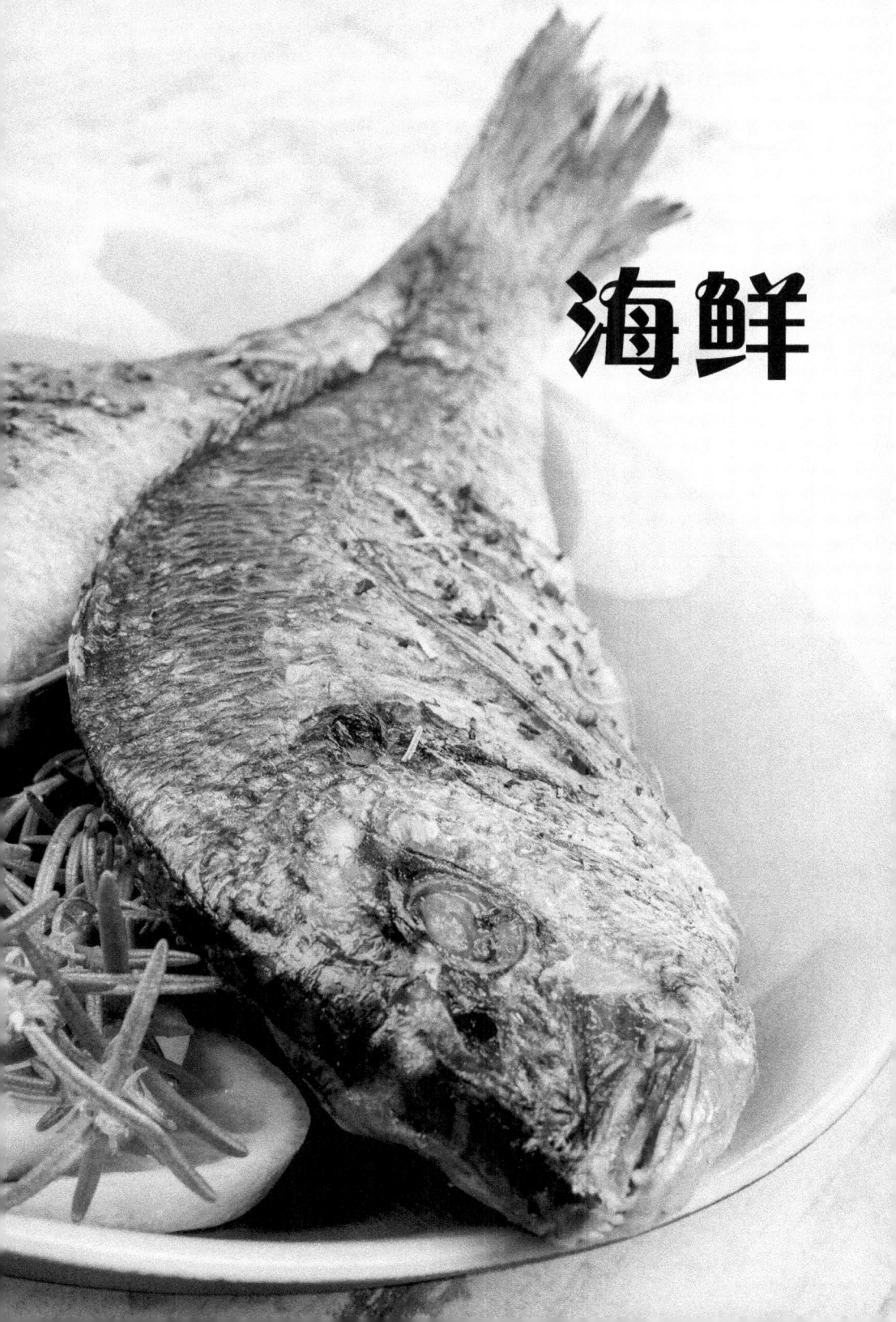

海鮮

白鱼配夏威夷果萨尔萨酱

	蛋白质类型	混合类型	碳水化合物类型
材料	• ¼杯夏威夷果 • 3汤匙新鲜芫荽(切碎) • 3汤匙新鲜欧芹(切碎) • 1汤匙特级初榨橄榄油		
	• 1磅三文鱼柳 • 1个鳄梨(去皮、去籽、切粒) • 1个中蕃茄(切碎)	• 1磅白鱼柳 • 1个鳄梨(去皮、去籽、切粒) • 1个中蕃茄(切碎)	• 1磅白鱼柳 • ½个鳄梨(去皮、去籽、切粒) • 1个中蕃茄(切碎)
做法	• 中火预热烤架。 • 鱼用少量海盐(如想)和鲜磨黑胡椒调味。 • 放在烤架烤3至4分钟(翻转一次)或直至容易用叉刺穿。 • 在中搅拌碗拌匀夏威夷果、蕃茄、鳄梨、芫荽和欧芹，制成萨尔萨酱。 • 加入橄榄油拌匀。 • 萨尔萨酱伴碟。 • 注意：鱼可放于烤箱高温烤4-6分钟(翻转一次)，代替烤架。		

营养值

热量	513	506	501
脂肪	33.6克	28.1克	25.2克
碳水化合物	12克	10克	7.9克
蛋白质	45.2克	45克	41.7克

准备时间：15分钟　　份量：2人

三文鱼配椰子奶油汁

	蛋白质类型	混合类型	碳水化合物类型
材料	• ¼茶匙海盐(可选) • ¼茶匙鲜磨黑胡椒 • 1个大红葱(切粒) • 3瓣大蒜(切末) • 1个柠檬皮 • 1个柠檬(榨汁) • ½杯椰奶 • 2汤匙新鲜罗勒(切碎)		
	• 3茶匙椰子油 • 1磅三文鱼柳	• 2茶匙椰子油 • 1磅三文鱼柳	• 1茶匙椰子油 • 1磅鲑鳟鱼柳
做法	• 预热烤箱至350度华氏。 • 浅烤盘放上三文鱼，周围洒上海盐和鲜磨黑胡椒。 • 中炒锅在中火加热，加入椰子油、大蒜和红葱，炒3至5分钟至软化。 • 加入柠檬皮、柠檬汁和椰奶，低火煮沸。 • 调低热力，加入罗勒。 • 淋上三文鱼放入烤箱烤约10至20分钟或至你想温度。		
营养值			
热量	118	114	100
脂肪	12克	8克	4克
碳水化合物	5克	5克	7克
蛋白质	10克	10克	5克
准备时间：40分钟　份量：2人			

蒲烧三文鱼/比目鱼

	蛋白质类型	混合类型	碳水化合物类型
材料	• ¼杯梅子醋 • ¼杯龙舌兰花蜜		
	• 2汤匙特级初榨橄榄油 • 1磅三文鱼(切成4块鱼柳)	• 2汤匙特级初榨橄榄油 • 1磅三文鱼(切成4块鱼柳)	• 1汤匙特级初榨橄榄油 • 1磅比目鱼(切成4块鱼柳)
做法	• 细长柄锅以中火加热，拌入梅子醋和龙舌兰花蜜。 • 当蒲烧汁开始起泡，调低火，煮约4至5分钟至厚度可包覆调羹背后。 • 加油至大煎锅以大火加热。 • 鱼柳放入煎锅，不要互相触碰。 • 煎2分钟至底部金黄。 • 刷上蒲烧汁。 • 翻转三文鱼，刷上蒲烧汁，再煎1至2分钟，鱼柳熟透，可轻易刺穿即可。		

营养值

热量	233	233	214
脂肪	17克	17克	13克
碳水化合物	21克	21克	18.5克
蛋白质	22克	22克	21克

准备时间：15分钟　份量：2人

烟三文鱼、蛋、芦笋卷

	蛋白质类型	混合类型	碳水化合物类型
材料	• 12条芦笋 • 12只蛋		
	• 8盎司野生烟三文鱼 • ½个红洋葱(切幼条)	• 6盎司野生烟三文鱼 • ½个红洋葱(切幼条)	• 4盎司野生烟鲔鱼 • 1个红洋葱(切幼条)
做法	• 切或折断芦笋条底部约2至4吋。在沸水或微波炉将芦笋煮3至5分钟至软化但仍结实。 • 搅拌蛋。加油或奶油到一个10吋或更小的平底锅加热，倒入2至3汤匙蛋液，转动平底锅令蛋液平均散布，形成薄层。 • 继续煮约1分钟至结实，滑出放于盘上。继续步骤至蛋液用完。 • 将蛋皮放在平面。 • 一末端放入三文鱼/鲔鱼、1条芦笋条和洋葱丝。 • 卷起蛋皮。 • 余下蛋皮和芦笋条，重复步骤。		

营养值

	蛋白质类型	混合类型	碳水化合物类型
热量	334	334	307
脂肪	21克	21克	15.8克
碳水化合物	5克	5克	4.2克
蛋白质	30克	30克	28克

准备时间：20分钟　份量：4人

咖喱虾

	蛋白质类型	混合类型	碳水化合物类型
材料	• 4瓣大蒜 • 2茶匙新鲜姜(切末) • ½茶匙孜然 • ½茶匙芫荽 • ½茶姜黄 • 1束芫荽叶 • 3汤匙酸橙汁(鲜榨)		
	• 1磅大虾(去壳) • 4汤匙特级初榨橄榄油 • ½个中洋葱(切碎) • ½杯蕃茄(浓浆)	• 1磅大虾(去壳) • 4汤匙特级初榨橄榄油 • ½个中洋葱(切碎) • ½杯蕃茄(浓浆)	• 1磅或白鱼块 • 2汤匙特级初榨橄榄油 • 2个中洋葱(切碎) • 1杯蕃茄(浓浆)
做法	• 在大长柄锅加热油。 • 低火炒大蒜和洋葱约10至15分钟。 • 加入蕃茄、姜、孜然、芫荽和姜黄煮5分钟。 • 放入虾煮10分钟至熟透。 • 拌入芫荽叶。 • 从火上移开，加入酸橙汁。		

营养值			
热量	276	259	242
脂肪	14克	12克	11克
碳水化合物	12克	13克	14克
蛋白质	25克	25克	24克
准备时间：30分钟　份量：4至6人			

热带鳄梨配虾

	蛋白质类型	混合类型	碳水化合物类型
材料	• ½熟透芒果(去皮、切大块) • ¼杯新鲜酸橙汁(约2个酸橙) • ¼杯加1汤匙特级初榨橄榄油 • ¼茶匙海盐 • 1茶匙孜然 • 6个小红萝卜(切幼条) • ¼杯细切青葱		
	• 1磅未煮虾(去皮、去肠) • ½个墨西哥辣椒(去籽、去膜) • 2个鳄梨(切细厚) • ½个红洋葱(切幼条)	• 1磅未煮虾(去皮、去肠) • 1个墨西哥辣椒(去籽、去膜) • 2个鳄梨(切细厚) • ½个红洋葱(切幼条)	• 1磅未煮虾(去皮、去肠) • 1个墨西哥辣椒(去籽、去膜) • 1杯新鲜蒸芦笋 ½个红洋葱(切幼条)
做法	• 用食物处理器或搅拌器，放入芒果、墨西哥辣椒、酸橙、橄榄油和盐搅拌成浆。放在冰箱备用。 • 肉面洒上孜然，快炒或烤约5分钟或至熟透。 • 大碗内混合肉、鳄梨、小红萝卜、红洋葱和青葱。 • 加入浆拌匀。冷盘或室温上桌均可。		

营养值

热量	376	372	354
脂肪	21克	20.1克	17.5克
碳水化合物	18克	18克	16克
蛋白质	32克	32克	30.4克
准备时间：25分钟　份量：4人			

黄油汁比目鱼

	蛋白质类型	混合类型	碳水化合物类型
材料	• 1个红葱(切细) • ½杯干白酒 • ½枰蔬菜或鸡高汤 • 1个柠檬		
	• 1磅三文鱼(约1吋厚) • 6汤匙黄油 • 1汤匙细切欧芹	• 1磅三文鱼(约1吋厚) • 6汤匙黄油 • 1汤匙细切欧芹	• 1磅比目鱼(约1吋厚) • 3汤匙黄油 • 2汤匙细切欧芹
做法	• 拍干比目鱼，轻轻加盐或胡椒调味。平底锅加1汤匙奶油以中火加热，加入比目鱼。 • 约2分钟后黄油开始变棕色，加入另一汤匙黄油和红葱。 • 加入酒及将火稍微调高，煮3分钟。 • 加入鸡高汤再煮4至5分钟，用调羹将高汤淋在鱼肉上面。 • 调低火至中低，拌入欧芹。加入余下黄油。 • 盖上平底锅烹煮3至6分钟至比目鱼已熟，容易被穿过。 • 加入一片柠檬。		

营养值

	蛋白质类型	混合类型	碳水化合物类型
热量	682	682	537
脂肪	41克	41克	32.8克
碳水化合物	3克	3克	2.1克
蛋白质	62克	62克	57.92克
准备时间：20分钟　份量：2人			

西班牙香肠配杏仁脆皮比目鱼

	蛋白质类型	混合类型	碳水化合物类型
材料	• ¼杯(约2盎司)粗切西班牙香肠(已腌制，并非生香肠) • ¼杯漂白去皮杏仁 • 2块连皮比目鱼柳(或其他白鱼)(每块约½磅)		
	• 2块连皮三文鱼柳 (每块约½磅) • 1汤匙粗切欧芹	• 2块连皮三文鱼柳 (每块约½磅) • 1汤匙粗切欧芹	• 2块连皮比目鱼柳(或其他白鱼)(每块约½磅) • 2汤匙粗切欧芹
做法	• 预热烤箱至400度华氏。 • 西班牙香肠、杏仁和欧芹加入搅拌器搅拌至杏仁变小块。 • 几汤匙橄榄油淋在盘面，放上鱼。 • 将西班牙香肠混合物鱼面后拍打，让鱼粘满最多汁料，其余地方部分覆盖。 • 烤12分钟或至鱼肉容易被叉刺穿。 • 将烤炉调至高温，煮2至4小时或果仁轻微金黄，完成。		

营养值

热量	582	582	583
脂肪	29克	29克	28.4克
碳水化合物	4克	4克	4.1克
蛋白质	73克	73克	74.2克

准备时间：25分钟　份量：2人

烤沙丁配龙蒿酱

	蛋白质类型	混合类型	碳水化合物类型
材料	• ½杯松子 • 1个红葱(切细) • 1汤匙柠檬皮 • 1杯柠檬汁(加多个柠檬装饰) • 1汤匙刺山柑 • 1茶匙龙蒿(切细,更多用作调味) • 1束水田芥、野苣或其他绿色蔬菜		
	• 1磅三文鱼(约1吋厚) • 6汤匙黄油 • 1汤匙细切欧芹	• 2汤匙有机黄油 • 12条新鲜沙殊(去鳞、去肠)	不适合碳水合物类型
做法	• 预热烤架至高火。 • 锅在中火轻微烘烤松子。小心——松子很易烧焦! • 取出松子,加到碗内。 • 用同一个锅溶解黄油,快炒红葱至软化。 • 把红葱加到松子。加入柠檬皮、柠檬汁、刺山柑和龙蒿混合。 • 半份沙拉酱和蔬菜拌匀。 • 沙丁鱼刷上橄榄油或黄油,加盐和胡椒调味。 • 沙丁鱼每面烤2分钟至微焦。 • 放上蔬面。余下沙拉酱倒上面并配以柠檬片。		

营养值

热量	179	179	不适用
脂肪	9克	9克	不适用
碳水化合物	0克	0克	不适用
蛋白质	0克	0克	不适用
准备时间:20分钟　份量:2人			

墨西哥鱼肉菜卷配柑橘酱

	蛋白质类型	混合类型	碳水化合物类型
材料	• 2汤匙柠檬胡椒 • 特级初榨橄榄油 • 生菜用作包鱼及/或细切卷心菜切幼条伴碟 • 切片鳄梨装饰(可选) • 3个大或4个小酸橙(皮和汁) • 2瓣大蒜(细切)		
	• 2磅三文鱼 • ½白或红洋葱 • 1杯蛋黄酱	• 2磅鱼(鳕鱼、青花鱼和比目鱼均可) • ½白或红洋葱 • 1杯蛋黄酱	• 2磅鱼(鳕鱼、青花鱼和比目鱼均可) • ½白或红洋葱 • 1杯蛋黄酱
做法	• 鱼用柠檬胡椒调味,并淋上橄榄油。 • 鱼可以煎或烤焗,每面约需4分钟。 • 烹调鱼期间,可以擦菜板磨碎酸橙外皮,切去酸橙榨汁。 • 搅拌蛋黄酱、大蒜和酸橙皮 • 慢慢加入酸橙调至你最喜爱的沙拉酱口味。		

营养值

热量	691	694	621
脂肪	55.6克	56.2克	47.3克
碳水化合物	11克	11.45克	10.3克
蛋白质	43克	43克	42.1克

准备时间:20分钟　份量:4人

杏仁脆皮鰈鱼柳

	蛋白质类型	混合类型	碳水化合物类型
材料	• 1磅鰈鱼柳(可以鰇或牙鲆代替) • 1杯杏仁粉 • 海盐(可选) • 鲜磨黑胡椒 • 1只蛋(拌成蛋液)		
	不适合蛋白质类型	• 1汤匙椰子油	• ½汤匙椰子油
做法	• 冲洗鰈鱼柳并用厨房纸巾拍干。 • 杏仁粉加入海盐(可选)和鲜磨黑胡椒调味，拌匀。 • 每块鱼柳浸于蛋液中，然后放于杏仁粉混合物，包裹每条鱼柳。 • 同时，中高火加热中平底锅。当锅热时，加入椰子油。 • 用椰子油煎鱼柳，每面2至3分钟，或至鱼柳容易被叉刺穿。		

营养值

	蛋白质类型	混合类型	碳水化合物类型
热量	不适用	232.2	224
脂肪	不适用	8.9克	7.6克
碳水化合物	不适用	14.7克	13.3克
蛋白质	不适用	25.7克	23.7克

准备时间：15分钟　份量：2人

杏仁脆皮三文鱼

	蛋白质类型	混合类型	碳水化合物类型
材料	• ¾磅三文鱼柳(连皮) • ½杯杏仁粉 • ½茶匙磨碎芫荽 • ½茶匙磨碎孜然 • 1个柠檬汁 • 海盐和鲜磨黑胡椒 • 几小枝芫荽叶		
	• 2汤匙椰子油	• 1汤匙椰子油	不适合碳水合化物类型
做法	• 预热烤箱至350度华氏。 • 小碗内混合杏仁粉、芫荽和孜然。 • 柠檬汁洒上三文鱼柳并加盐和胡椒调味。 • 鱼柳两面沾满杏仁粉混合物。 • 烘烤12至15分钟或至三文鱼容易被叉刺穿。 • 放上新鲜切碎芫荽叶，上桌。		

营养值

热量	320	220	不适用
脂肪	12克	6克	不适用
碳水化合物	8克	8克	不适用
蛋白质	35克	35克	不适用
准备时间：25分钟　份量：2人			

烘烤鲈鱼配刺山柑与柠檬

	蛋白质类型	混合类型	碳水化合物类型
材料	• 1个柠檬 • 2汤匙刺山柑 • 2小枝新鲜小茴香(可以干代替) • 海盐和鲜磨黑椒		
	• 1磅三文鱼柳	• 1磅鲈鱼(或其他结实白鱼)	• 1磅鲈鱼(或其他结实白鱼)
做法	• 预热烤箱至350度华氏。 • 鱼柳放于烤盘上。 • 柠檬切条(⅛吋)。 • 鱼柳洒上盐和鲜磨黑胡椒。 • 刺山柑和小茴香铺上面，再以新鲜柠檬条覆盖。 • 烘烤10至15分钟至鱼容易被叉刺穿。		

营养值

热量	350	243	243
脂肪	12克	5克	5克
碳水化合物	12克	12克	12克
蛋白质	48克	41克	41克
准备时间：25分钟　份量：2人			

干红辣椒酸橙三文鱼

	蛋白质类型	混合类型	碳水化合物类型
材料	• 1磅三文鱼柳(去皮) • 2至3个柠檬(每块鱼柳一个)，切半 • ¼茶匙海盐(可选) • ½茶匙磨碎红辣椒		
	• 1磅三文鱼柳(去皮) • 2汤匙橄榄油、椰子油	• 1磅三文鱼柳(去皮) • 2汤匙橄榄油、椰子油	• 1磅白鱼柳(去皮) • 1汤匙橄榄油、椰子油
做法	• 预热烤箱至350度华氏 • 冲净三文鱼，拍干，放在铝箔烘焙纸上。 • 三文鱼刷上橄榄油或所选用油，半个酸橙榨汁至每块鱼柳。 • 鱼柳洒上海盐(如想)及干红辣椒，然后将半个酸橙放在鱼柳上。 • 烤12至15分钟或易于被叉刺穿		

营养值			
热量	173	173	158
脂肪	7克	7克	6.1克
碳水化合物	4克	4克	3.78克
蛋白质	23克	23克	20克

准备时间：20分钟　份量：2人

鞑靼生鱼片

	蛋白质类型	混合类型	碳水化合物类型
材料	• 3汤匙特级初榨橄榄油 • ¼茶匙芥末粉 • ⅛茶匙碎黑胡椒		
	• 1磅生鱼片级三文鱼(切细粒) • 3汤匙特级初榨橄榄油 • 2汤匙芝麻籽	• 1磅生鱼片级三文鱼(切细粒) • 3汤匙特级初榨橄榄油 • 1汤匙芝麻籽	• 1磅生鱼片级鲔鱼(切细粒) • 1 ½汤匙特级初榨橄榄油 • 1汤匙芝麻籽
做法	• 碗内放入橄榄油、芥末粉、芝麻籽和碎黑胡椒搅拌。 • 生鱼放入混合物拌匀。 • 调较芥末或黑胡椒粉量至理想味道。		

营养值

	蛋白质类型	混合类型	碳水化合物类型
热量	147	138.6	128
脂肪	14克	12克	10克
碳水化合物	3克	3克	3克
蛋白质	8克	9克	9克

准备时间：5分钟　份量：2人

酸橘汁生鱼

	蛋白质类型	混合类型	碳水化合物类型
材料	• ⅓杯红洋葱(切细粒) • 1杯鲜榨酸橙汁 • 1汤匙塞拉诺椒(切细)或1根红椒(压碎) • 2茶匙海盐 • 2杯切碎芫荽或欧芹		
	• 1磅生鱼片级三文鱼 • ½杯切碎蕃茄 • ½杯细切芹菜	• 1磅生鱼片级三文鱼或鲔鱼 • 1杯切碎蕃茄	• 1磅生鱼片级或鲔鱼 • 1杯切碎蕃茄
做法	• 鱼去皮，切至¼至½吋小块。混合三文鱼/鲔鱼、已切碎红洋葱、酸橙、胡椒和盐。腌制数小时或过夜。 • 上桌前10至15分钟，加入切碎蕃茄及芫荽/欧芹搅拌。伴以奶油生菜或其他绿叶沙拉菜。		

营养值

热量	238	205	197
脂肪	10克	7克	12克
碳水化合物	11克	10克	10克
蛋白质	26克	26克	14克

准备时间：10分钟　份量：4人

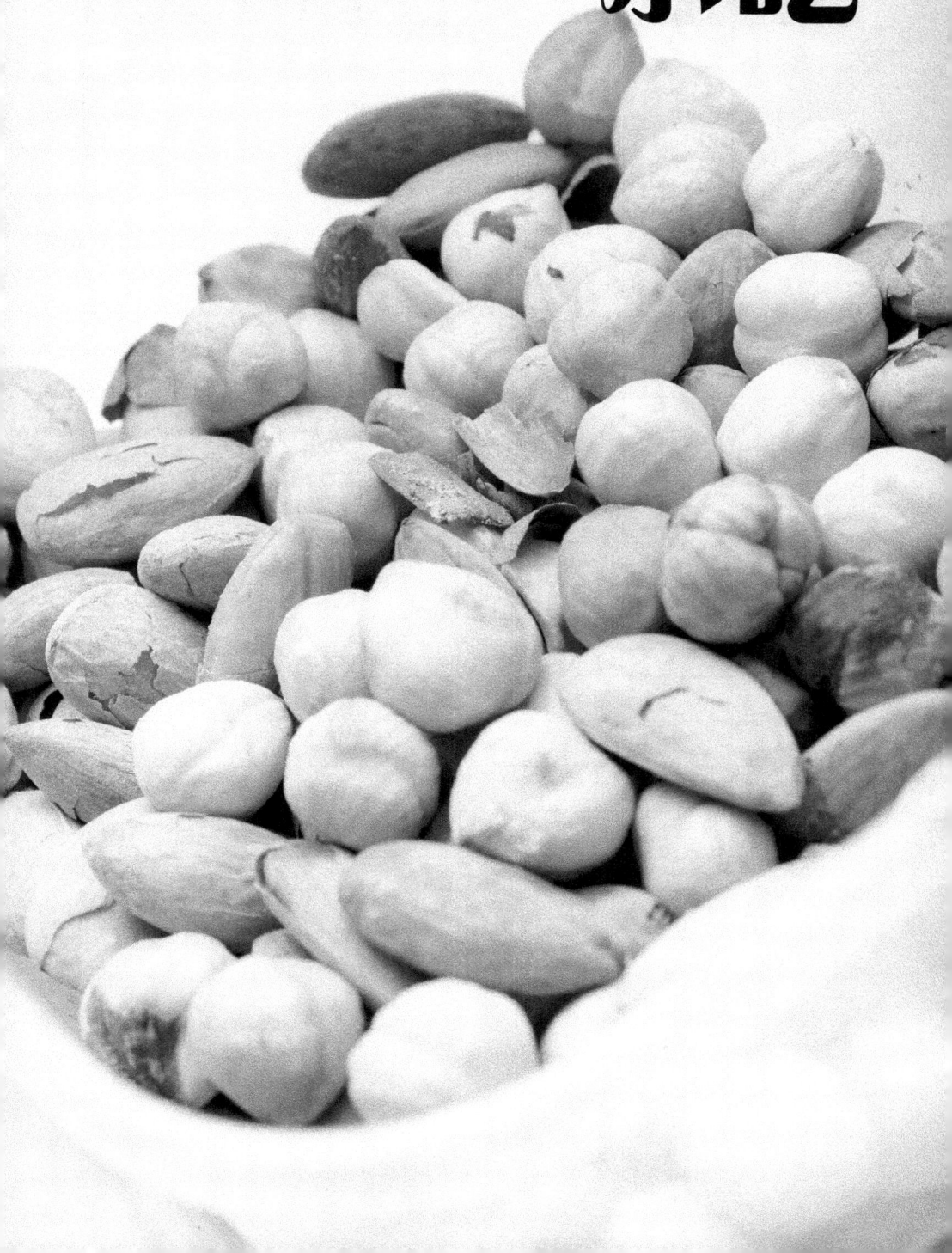

小吃

酸乳酒芭菲

	蛋白质类型	混合类型	碳水化合物类型
材料	• 2杯酸乳酒 • 2个桃子(切粒) • 1杯草莓(切粒) • 1杯蓝莓 • 2根中香蕉(切粒) • 4茶匙蜜糖		
	不适合蛋白质类型	• 5粒无核葡萄(切半)	• 1个大芒果
做法	• 杯中放入3或4汤匙酸乳酒。加入2滴蜜糖。 • 混合水果。 • 重复步骤至填满杯。		

营养值

热量	不适用	172	167
脂肪	不适用	2.4克	2克
碳水化合物	不适用	38克	33克
蛋白质	不适用	4.8克	4克

准备时间：10分钟　份量：4人

五香坚果

	蛋白质类型	混合类型	碳水化合物类型
材料	• 1杯榛子 • 2杯胡桃 • ¼茶匙海盐 • ¼茶匙肉桂 • ¼茶匙肉豆蔻 • 1个橙皮		
	• 1汤匙有机黄油	• 1汤匙有机黄油	• ½汤匙有机黄油
做法	• 预热烤箱至375度。 • 坚果在烘焙纸平放一层，烤10分钟。 • 当坚果烤好后，用锅以中火溶解黄油，当黄油开始变棕色，加入盐、肉桂、豆蔻及橙皮。 • 加入坚果混和。 • 可即时食用或放于密封容器一星期。		

营养值

热量	187	187	171.4克
脂肪	13.4克	13.4克	11.8克
碳水化合物	7.2克	7.2克	6.7克
蛋白质	8.5克	8.5克	7.2克

准备时间：20分钟　份量：2人

比利时菊苣配蜜糖胡桃

	蛋白质类型	混合类型	碳水化合物类型
材料	• 4至6个比利时菊苣 • 1杯胡桃 • 1汤匙蜜蜂 • 1汤匙百里香 • 海盐调味		
	• 4汤匙有机黄油	• 3汤匙有机黄油	• 2汤匙有机黄油
做法	• 去掉菊苣第一层叶后，垂直切四份，在不需要拆叶的情况下，去除中间带苦的芯。 • 在大锅以中火溶解2汤匙黄油，将菊苣平均铺上。 • 混上胡桃，盖上锅盖煮5分钟。 • 期间将余下黄油放入微波炉或炉子溶解，混合蜜糖和百量香。 • 翻转菊苣并倒入黄油、蜜糖混合物。 • 盖上盖再煮5分钟。拿起盖炒3至5分钟，或至菊苣轻微焦黄。 • 洒上海盐即可食用。		

营养值

	蛋白质类型	混合类型	碳水化合物类型
热量	165	159	154
脂肪	6克	5克	4克
碳水化合物	17克	17克	15.4克
蛋白质	12克	12克	10.5克

准备时间：25分钟　份量：4人

孜然烤红萝卜

	蛋白质类型	混合类型	碳水化合物类型
材料	• ½汤匙磨碎孜然 • ¼茶匙磨碎肉桂 • ¼茶匙海盐 • ¼茶匙磨碎黑胡椒 • ½新鲜柠檬(可选) • 几片新鲜欧芹和薄荷叶,切末,用作装饰(可选)		
	• 1 ½汤匙椰子油 • 1磅新鲜红萝卜(约10根)	• 1 汤匙椰子油 • 1磅新鲜红萝卜(约10根)	• ¾汤匙椰子油 • ½磅新鲜红萝卜(约5根)
做法	• 预热烤箱至400度华氏,以羊皮纸覆盖大烘焙纸。洗净红萝卜去皮,垂直切开后切幼条(约¼吋阔)。放在大碗内。 • 在于微波炉使用的碗内,用叉混合孜然、肉桂、盐和胡椒,加入橄榄油,放入微波炉至溶解(约15至20秒)。 • 烘焙纸上放上一层红萝卜,烤15至20分钟至变软及轻微焦黄。 • 由焗炉取出,榨上新鲜柠檬汁,洒上香草。		

营养值

	蛋白质类型	混合类型	碳水化合物类型
热量	94	94	87
脂肪	5克	5克	3.7克
碳水化合物	12克	12克	11.5克
蛋白质	1克	1克	0.8克

准备时间:25分钟　份量:2至4人

芝麻蒜香紫菜片

	蛋白质类型	混合类型	碳水化合物类型
材料	• 12片紫菜 • 水 • 3瓣大蒜(切末、约1汤匙) • 小量辣椒粉 • 海盐调味 • ½汤匙芝麻籽		
	• 1汤匙芝麻油	• 1汤匙芝麻油	• ½汤匙芝麻油
做法	• 预热至275度华氏，以羊皮纸或铝箔纸覆盖2张大烘焙纸。 • 放6片紫菜(有光泽一面向上)在烘焙纸上。用糕点扫在光泽面轻扫上水，包括紫菜边缘，然后将紫菜对齐迭起，大力把它们压在一起。余下紫菜重复步骤。 • 用剪刀或锋利的刀将紫菜分成1吋条状，然后再横向切开。最后你应该有42片紫菜，在烘焙纸以一层排列。 • 小碗内混合芝麻油、大蒜和辣椒粉。用糕点扫将混合物涂上紫菜面，然后大量洒入海盐。用手指洒上芝麻籽。 • 放在烤箱中层烘烤15至20分钟。紫菜会变得香脆及转为有光泽的深绿色。从烤箱取出，可根据喜好洒上盐。放凉后便可享受到顶级香脆感觉。		

营养值

热量	97	97	83
脂肪	9.4克	9.4克	7.1克
碳水化合物	12克	12克	8克
蛋白质	10.2克	10.2克	9.1克
准备时间：25分钟　份量：5人			

浆果配鲜椰子奶油

	蛋白质类型	混合类型	碳水化合物类型
材料	• 1罐14 ½盎司椰奶 • 2杯新鲜浆果：草莓、木莓及/或蓝莓 • 1茶匙纯杏仁或香草精 • 2汤匙切粒杏仁 • 2汤匙焦糖椰子片		
做法	• 需要事先考虑：将椰子奶放入冰箱最少3至4个小时(最理想放一个晚上)。 • 当你想进食时，将罐、金属搅拌碗和搅拌器金属部份放入冰箱15分钟。在把椰子奶冷藏的同时，洗净水果，用厨房纸巾抹干。 • 中高火加热一个不粘平底锅，加入似碎杏仁，用木匙不断搅拌至杏仁变金黄色，约3至5分钟。 • 冷冻后的椰奶倒入已冷藏的搅拌碗，加入杏仁精。搅拌器调较到最高速，搅拌至松软如奶油质感。令人惊叹的奶油质感！ • 将浆果分别分在四个碗，上面加一层奶油。每碗洒上已烤过的杏仁和焦糖椰子片。 • 剩余奶油可盖好，放入冰箱约3天。		

营养值

热量	194
脂肪	16克
碳水化合物	23克
蛋白质	18,9克

准备时间：25分钟　份量：4人

腰果泥

	蛋白质类型	混合类型	碳水化合物类型
材料	• ⅔杯腰果(烤、无盐) • 1汤匙特级鲜榨橄榄油 • 3瓣大蒜 • 3汤匙柠檬汁 • 小量盐和胡椒		
做法	• 电动搅拌器混合所有材料至质感顺滑。 • 较短的搅拌时间享受脆脆质感。 • 可以上桌。		

营养值	
热量	225
脂肪	20.2克
碳水化合物	8.9克
蛋白质	5.3克

准备时间：15分钟　份量：6至8人

五香杏仁

	蛋白质类型	混合类型	碳水化合物类型
材料	• 1杯杏仁 • 1茶匙磨碎孜然 • 1茶匙磨碎芫荽籽 • ½茶匙海盐		
	• 2茶匙芝麻籽 • 2只蛋	• 1茶匙芝麻籽 • 1只蛋	• ¾茶匙芝麻籽 • 1只蛋
做法	• 预热风扇推动烤炉至350度华视。 • 鸡蛋于碗内打至少许起泡。 • 加入杏仁、孜然、芫荽、芝麻籽和海盐，拌匀。 • 将杏仁混合物铺在浅盘上的烘焙纸。 • 将浅盘放入烤箱烤10分钟至杏仁变金黄和蛋凝固。 • 将混合物打碎进食。		

营养值

热量	189	171	167
脂肪	15.7克	14.2克	13.5克
碳水化合物	8.3克	7.1克	6.4克
蛋白质	7.2克	5.8克	5.3克

准备时间：20分钟　份量：2至4人

可口花椰菜小吃

	蛋白质类型	混合类型	碳水化合物类型
材料	• 海盐和胡椒 • 磨碎孜然 • 磨碎辣椒粉		
	• 1棵中花椰菜 • 4至5汤匙特级初榨橄榄油	• ½棵中花椰菜 • 4至5汤匙特级初榨橄榄油	• ½棵中花椰菜 • 3汤匙特级初榨橄榄油
做法	• 预热风扇推动烤箱至350度华氏。 • 切开花椰菜至不同大小的小花，放于可入烤箱的盘子内。 • 加入油、孜然、辣椒粉、胡椒和适量盐，拌匀。 • 放入烤箱烘烤20至30分钟，每5至10分钟搅拌一次，至花椰菜变金黄。 • 取出上桌。		

营养值

	蛋白质类型	混合类型	碳水化合物类型
热量	89.8	88.67	87.3
脂肪	4.5克	4.3克	4.1克
碳水化合物	11.5克	11.2克	10.1克
蛋白质	4.2克	4克	3克

准备时间：30分钟　份量：4至6人

小胡瓜肉丸

	蛋白质类型	混合类型	碳水化合物类型
材料	• 285克磨碎小胡瓜(去除尾端) • 1汤匙新鲜小茴香(切细) • 1 ⅓杯杏仁粉 • 1汤匙海盐 • 适量胡椒		
	• 285克碎肥牛肉 • 1个洋葱(切细) • 3只蛋	• 285克碎牛肉 • 1个洋葱(切细) • 2只蛋	• 285克碎瘦牛肉 • 2个洋葱(切细) • 1只蛋
做法	• 预热风扇推动烤箱至350度华氏。 • 碗内混合所有材料。 • 将小胡瓜混合物造成4厘米肉丸，放在铺上烘焙纸的可入烤箱的盘子。 • 烤肉丸25至35分钟或至肉丸变棕色和透熟。 • 由烤箱取出上桌。		

营养值

热量	58	72	69
脂肪	2.7克	6.8克	5.4克
碳水化合物	3.2克	5.2克	4.9克
蛋白质	5.1克	7.36克	5.9克
准备时间：40分钟　份量：6至8人			

一口鱼

	蛋白质类型	混合类型	碳水化合物类型
材料	• 1个中红萝卜(磨碎) • 1汤匙油 • 1茶匙海盐 • 少量胡椒		
	• 425克三文鱼(盐水浸泡，沥干) • 1个小洋葱(切细) • 2只蛋 • 1杯切粒甘薯	• 425克三文鱼或鲔鱼(盐水浸泡，沥干) • 1个小洋葱(切细) • 1只蛋 • 1 ½杯切粒甘薯	• 425克鲔鱼(盐水浸泡，沥干) • 2个小洋葱(切细) • 1只蛋 • 1 ½杯切粒甘薯
做法	• 预热风扇推动烤箱至350度华氏。 • 长柄锅加水煮甘薯至软。去取水份后用叉压碎，甘薯需要干身。 • 在搅拌碗内混合所有材料。 • 将鱼混合物制成4厘米球形，放在铺上烘焙纸的可入烤箱的盘。 • 盘放入烤箱烘烤25分钟。 • 作热或冷盘均可，可加入辣椒酱调味。		

营养值

热量	260	269	271
脂肪	8.9克	10.1克	10.1克
碳水化合物	21.5克	28.5克	28.5克
蛋白质	19.2克	25.6克	25.6克

准备时间：30分钟　份量：6至8人

紫薯芦笋片

	蛋白质类型	混合类型	碳水化合物类型
材料	• 1个小/中紫薯(洗净、切长条) • 1束芦笋(切成3块) • 海盐		
	• 1汤匙椰子油	• ¼汤匙椰子油	• ½汤匙椰子油
做法	• 预热风扇推动烤箱至350度华氏。 • 切条紫薯和芦笋放在铺上烘焙纸的可入烤箱的盘子。 • 淋上椰子油和洒上盐。 • 放烤箱烘烤20至25分钟。如需要，可偶尔搅拌至紫薯稍微变脆和芦笋熟透。		

营养值

热量	187	184	180
脂肪	4克	3.8克	3.1克
碳水化合物	41克	41克	40.6克
蛋白质	6克	6克	5.3克

准备时间：30分钟　份量：2至4人

蔬菜脆片

	蛋白质类型	混合类型	碳水化合物类型
材料	<ul><li>1个中茄子(切片成⅛至¼吋)</li><li>2个中小胡瓜(斜切成⅛至¼吋)</li><li>2个中大头菜(切半后切成⅛至¼吋条状)</li><li>1个中豆薯(去皮、切成⅛至¼吋条状)</li><li>1杯青豆(拍打、切半)</li><li>1汤匙葡萄籽或橄榄油</li><li>2茶匙黑酱油</li></ul>		
做法	<ul><li>先切茄子。某些较大的茄子可能带苦味，所以先用1茶匙盐搅拌，在准备其他蔬菜时可先放一旁，引出苦涩的液体，洗净和拍干。</li><li>将所有大细相等的沥干蔬菜放在大搅拌盘，加入油和黑酱油拌匀。</li><li>将蔬菜片放入脱水筛或轻抹油的烘焙纸。脱水器调至110度华氏烘4至8小时，或烤箱小火烤3至4小时，至蔬菜变干脆耐嚼。小胡瓜或其他较厚的蔬菜可能需要在脱水器7至10小时。</li><li>放凉可放入密封保鲜瓶。可在室温存放3至4星期。</li></ul>		

营养值	
热量	85
脂肪	2克
碳水化合物	16克
蛋白质	3克

准备时间：20分钟　份量：8人

姜味坚果

	蛋白质类型	混合类型	碳水化合物类型
材料	<ul><li>¼杯有机黄油</li><li>⅓杯黑酱油</li><li>2茶匙磨碎姜粉</li><li>¼茶匙日式芥末酱(可选)</li><li>2杯有机胡桃</li><li>1杯生夏威夷果或腰果</li></ul>		
做法	<ul><li>预热烤箱至300度华氏。在小长柄锅内以慢火溶解黄油。</li><li>将坚果铺在烤盘上的烘焙纸，加入黄油搅拌。烤约15分钟。</li><li>由烤箱取出，拌入姜、酱油混合物，再放入烤箱烤10分钟或以上。放凉后进食。</li><li>室温放凉，可存放在密封容器数天。</li></ul>		

营养值	
热量	59
脂肪	6克
碳水化合物	1克
蛋白质	1克

准备时间：10分钟　份量：2至4人

橡皮蔬菜

	蛋白质类型	混合类型	碳水化合物类型
材料	• 4杯经轻微蒸煮的蔬菜泥或西班牙冷汤菜或其他混合非乳制新鲜蔬菜汤		
做法	• 用食物脱水器脱水：倒入约4杯蔬菜泥至塑料筛或杜拜的烤盘。以135度华氏脱水5至8小时至有光泽和不粘。取出冷却，分成四份，卷起。放在干燥地方。 • 用烤箱脱水：烘焙纸抹上少许椰子油，倒入蔬菜泥或汤，铺平，边缘位置可厚一点。 • 烤箱较至最低温度度，直至蔬菜变干。凝固后先放凉，剪成理想大小。卷好。放在干燥地方。		

营养值	
热量	25
脂肪	0克
碳水化合物	4.5克
蛋白质	0克
准备时间：15分钟　份量：8人	

坚果奶油

	蛋白质类型	混合类型	碳水化合物类型
材料	• 1杯生腰果或未去皮生杏仁(有机，如可以) • ½杯已过滤冷水 • 1茶匙蜜糖或¼包甜味剂		
做法	• 搅拌器以高速混合腰果、冷水和甜味剂至顺滑奶油质感。 • 冷却。可用2至3汤匙份量当作布甸，或1汤匙当作水果或甜品的奶油装饰。存放于密封容器。 • 放入冰箱存放2天。		

营养值	
热量	82
脂肪	7克
碳水化合物	4克
蛋白质	3克

准备时间：5分钟　份量：4人

快速土耳其碎芝士蜂蜜糖

	蛋白质类型	混合类型	碳水化合物类型
材料	• ¼杯生核桃、胡桃、杏仁或腰果 • ¼杯干木莓或蓝莓 • ¼杯干或新鲜无加糖椰丝 • ¼杯香草味乳清粉 • ¼杯生腰果或芝麻黄油 • 2茶匙椰奶或生奶油		
做法	• 搅拌器或食物处理器容器内放入生坚果、干水果、干椰丝、乳清粉和腰果黄油，磨碎。使用橡胶刮铲刮松底部。 • 加入椰奶处理至所有混合物结合。用勺子取出，造成球形、半圆，或压平切成三角或菱形。 • 可立即食用或洒上椰丝。		

营养值	
热量	81
脂肪	4克
碳水化合物	11克
蛋白质	1克

准备时间：5分钟　　份量：8人

购物清单：蛋白质类型

肉类
- ☐ 肉类
- ☐ 牛
- ☐ 野牛
- ☐ 鸡(黑肉)
- ☐ 鸭
- ☐ 蛋
- ☐ 山羊
- ☐ 羊
- ☐ 肝脏
- ☐ 骨髓
- ☐ 野鸡
- ☐ 猪排
- ☐ 鹌鹑
- ☐ 兔子
- ☐ 排骨
- ☐ 胰脏
- ☐ 火鸡(黑肉)
- ☐ 小牛
- ☐ 鹿肉
- ☐ 野味

海鲜
- ☐ 鲍鱼
- ☐ 凤尾鱼
- ☐ 红点鲑
- ☐ 鱼子酱
- ☐ 蛤
- ☐ 蟹
- ☐ 小龙虾
- ☐ 鲱鱼
- ☐ 鲭鱼
- ☐ 淡菜
- ☐ 章鱼
- ☐ 牡蛎
- ☐ 三文鱼
- ☐ 鲔鱼
- ☐ 沙丁鱼
- ☐ 扇贝
- ☐ 虾
- ☐ 乌贼
- ☐ 鲔鱼(黑肉)

乳制品
- ☐ 蛋
- ☐ 奶酪
- ☐ 白软干酪
- ☐ 酸乳酒
- ☐ 酸奶

蔬菜
- ☐ 洋百合
- ☐ 芦笋
- ☐ 红萝卜
- ☐ 花椰菜
- ☐ 芹菜
- ☐ 蘑菇
- ☐ 青豆
- ☐ 笋瓜

水果
- ☐ 苹果(青)
- ☐ 鳄梨
- ☐ 香蕉(绿尖)
- ☐ 椰子
- ☐ 橄榄
- ☐ 梨 (未完全成熟)

油/脂肪
- ☐ 黄油
- ☐ 椰子奶油
- ☐ 椰子油
- ☐ 鳕鱼干油
- ☐ 奶油
- ☐ 鱼体油
- ☐ 亚麻油
- ☐ 酥油
- ☐ 橄榄油
- ☐ 胡桃油

坚果/种子
- ☐ 杏仁
- ☐ 巴西坚果
- ☐ 腰果
- ☐ 亚麻籽
- ☐ 夏威夷果
- ☐ 花生
- ☐ 阿月浑子果实
- ☐ 南瓜籽
- ☐ 芝麻籽
- ☐ 葵花子
- ☐ 胡桃

购物清单：碳水化合物类型

肉类
只限偶尔进食瘦红肉
或全部限制
- ☐ 鸡胸
- ☐ 小母鸡
- ☐ 火腿
- ☐ 猪肉(瘦)
- ☐ 火鸡胸

海鲜
- ☐ 鲶鱼
- ☐ 鳕鱼
- ☐ 牙鲆
- ☐ 黑线鳕
- ☐ 比目鱼
- ☐ 炉鱼
- ☐ 小鳕鱼
- ☐ 鳎
- ☐ 鲑鳟鱼
- ☐ 鲔鱼(白肉)
- ☐ 大菱鲆

乳制品
选择低脂
- ☐ 奶酪
- ☐ 白软干酪
- ☐ 酸乳酒
- ☐ 酸奶
- ☐ 蛋

蔬菜
- ☐ 甜菜
- ☐ 甜菜叶
- ☐ 西兰花
- ☐ 抱子甘蓝
- ☐ 卷心菜
- ☐ 牛皮菜
- ☐ 羽衣甘蓝叶
- ☐ 粟米
- ☐ 黄瓜
- ☐ 茄子
- ☐ 羽衣甘蓝
- ☐ 绿叶蔬菜
- ☐ 秋葵
- ☐ 洋葱
- ☐ 欧芹
- ☐ 防风草
- ☐ 胡椒
- ☐ 马铃薯
- ☐ 南瓜
- ☐ 小红萝卜
- ☐ 芥菜
- ☐ 青葱
- ☐ 西葫芦
- ☐ 荳芽
- ☐ 矮性南瓜
- ☐ 甜薯
- ☐ 蕃茄
- ☐ 萝卜
- ☐ 水田芥
- ☐ 山药
- ☐ 黄色长南瓜
- ☐ 小胡瓜

水果
- ☐ 苹果
- ☐ 杏
- ☐ 浆果
- ☐ 樱桃
- ☐ 柑橘
- ☐ 葡萄
- ☐ 甜瓜
- ☐ 桃子
- ☐ 梨
- ☐ 凤梨
- ☐ 李子
- ☐ 热带水果

油/脂肪
有节制
- ☐ 黄油
- ☐ 椰子奶油
- ☐ 椰子油
- ☐ 鳕鱼干油
- ☐ 奶油
- ☐ 鱼体油
- ☐ 亚麻油
- ☐ 酥油
- ☐ 橄榄油
- ☐ 胡桃油

结束语

掌握关键，逆境自破！

营养是生命的灵丹妙药。食物赋予生命，赐予你内在的治愈力量，对抗令人畏惧、严重影响你外表和感觉的脊柱缺陷，如脊柱侧弯。

脊柱侧弯的核心定义来自大自然原始设计上出现了不平衡与偏差。如果我们的脊柱失去原来的形状，开始弯曲，就会带来不适和痛楚。

领域的科学家和权威都极认同，通过整体和营养措施，经过时间考验，采取温和方法恢复天然平衡。你可参阅《脊柱侧弯自然预防和治疗计划》一书，知道如何从大自然取得工具，助你抗战！毕竟，整体措施才是对付脊柱侧弯的长远对策。研究显示，药物甚至手术都只是解决一时的方法，缓解脊柱侧弯所带来的疼痛、异常弯曲和不适，但并不会解决缺陷背后真正的不平衡。

你要坚信食物存在治愈你的内在力量。小心跟从本书的每个指引，以获得最佳效果。你的基因独一无二，也决定了你脊柱侧湾的程度和类型。适合他人的脊柱侧弯饮食并不代表适合你，你要真诚了解自己的代谢型态。回答本书的问题前，你要仔细想清楚，你可以休息一个小时，甚至用一天时间回答特定问题，分析、观察自己的饮食习惯，了解每个食物群组对你的影响。当你

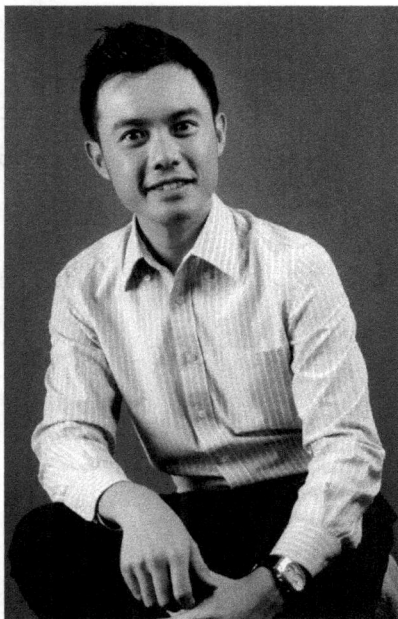

知道你自己的代谢型态，接受判决，规划一个属于你的菜单。

你一定已经看到，我为各种代谢型态所制定的特定成份。谨守规范，准备菜肴，为自己带来最佳效果。

《脊柱侧弯治疗食谱》内的众多食谱是激励你，为了你的脊柱和身体，改善饮食习惯。你可轻松探索其他食谱及发明自己的食谱；唯一限制你的，只有你的想象力。当你向更健康脊柱的旅程迈进，你可以配合使用其他资源，如《预防和矫正脊柱侧弯的体操练习》DVD和《脊柱侧弯自然治疗日记》，提高成功机会。欲了解更多资讯，欢迎登录 www.HIYH.info 联系我以进行免费咨询，或观看文章和更新。

在任何时候，当你遇到问题，作为你的朋友、医生和向导，我一直在此。我明白你一路走来所经历的忧虑，我都会为你提供答案。你需要做的，就是保持联系！

你可透过scoliosis.feedback@gmail.com与我联系。

在此祝愿你身体健康、生活愉快，以及快速治愈你的脊柱侧弯！

刘子杰　脊骨神经科医生

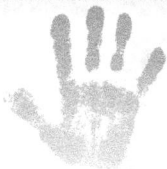

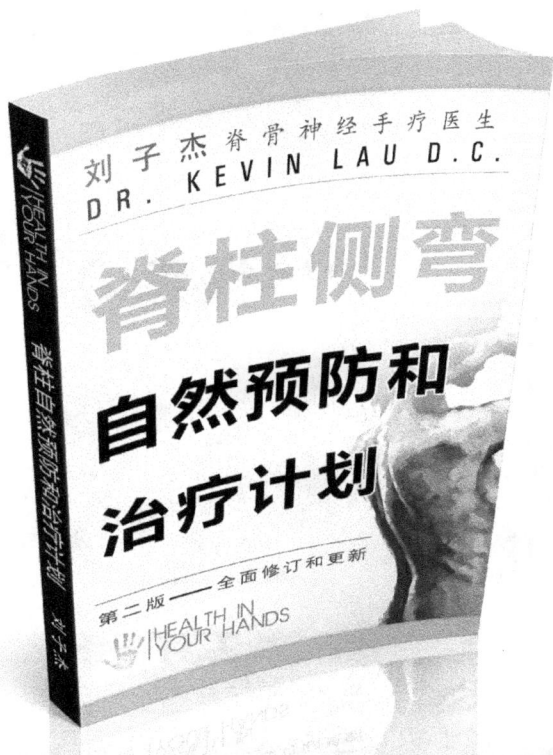

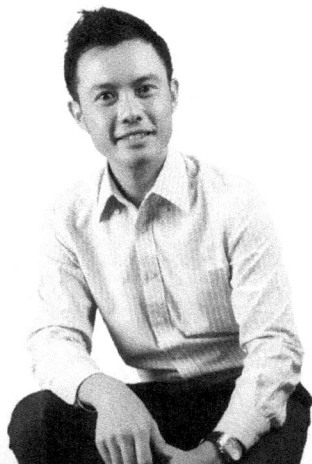

**《预防和矫正脊柱侧
弯的体操练习DVD》**
是经过仔细挑选的体操练习，
你可在自己舒适的家中进
行这些练习以矫正脊柱侧弯。

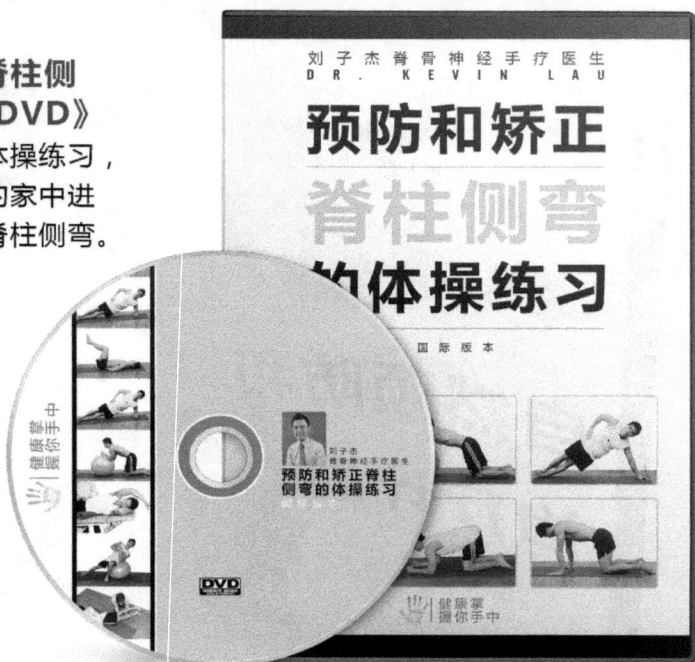

刘子杰脊骨神经手疗医生
DR. KEVIN LAU

预防和矫正
脊柱侧弯
的体操练习

国际版本

刘子杰
脊骨神经手疗医生
预防和矫正脊柱
侧弯的体操练习

DVD

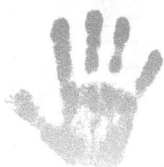

健康掌
握你手中

DVD分为易于消化的三个部分，它将引领你熟悉了解各个步骤，以开
始重新构建和平衡你的脊柱。整个DVD涵盖着从身体平衡拉伸、到构
建你的核心、再至一些不同的身体调矫训练的所有信息，所有这些体
操练习都是经刘子杰医生精心设计和挑选的。

对于任何脊柱侧弯症患者，DVD的主要优点在于：

- 它是长达60分钟的刘医生同名著作《健康掌握你手中：脊柱侧弯自然预防和治疗计划》
  的简明延伸。
- DVD中的身体平衡部分为脊柱侧弯症患者详细阐述正确的拉伸技巧，以舒缓僵硬。
- 构建您的核心部分着重强化肌肉以改善脊柱的稳定性。
- 身体调矫练习将改善脊柱的整体中轴排列。
- 所有录制于DVD中的体操练习均适合于脊柱侧弯症的术前和术后康复。
- 《健康掌握你手中DVD》所涵盖的所有练习均可在家中进行，不需要任何特殊设备。

食谱

强化脊柱，每餐一次！

治疗脊柱侧弯需要一个全面方法，让你重整身体各部位，避免随着年龄增长所出现的脊柱退化问题。

"脊柱侧弯食疗"——独一无二、前所未有的饮食指导，为你定制过百款增强脊柱的美食，治疗您的脊柱侧弯！此书以显浅易明的方式与您分享神奇并且经得起时间考验的秘密，教你吸收对脊柱健康最重要营养。只需一步一步跟随指引，就能找到合适你新陈代谢和基因的食物。完成后，你就可根据你的代谢类型，拿起满足你味觉的食谱，开始选择食材。

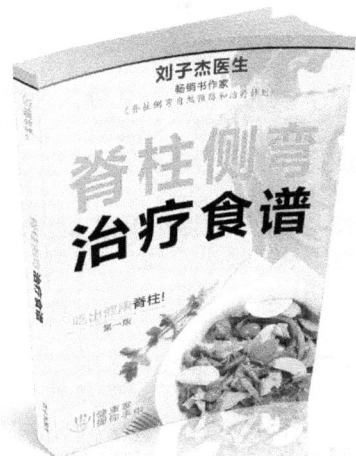

使用此书介绍的美味食谱，你可预期：

- 减少脊柱相关的疼痛
- 强化脊柱生长及发展
- 舒缓肌肉紧张
- 调整你的贺尔蒙
- 提升你的动力
- 避免脊柱退化
- 协助达到你的理想身段
- 加强免疫系统
- 改善睡眠

日記

让您在12周后拥有更挺直、更强壮的脊柱必不可少的搭档

作为Amazon.com的畅销书《脊柱侧弯自然预防和治疗计划》的相伴读物，刘子杰医生在本书中阐述了您所需了解的基础知识，助您成功经历12个星期的健康历程。基于刘子杰医生全面的研究和发展，本书为您提供行之有效的脊柱侧弯治疗计划 - 安全

和非干预性，并易于遵循。今天就开始跨出第一步，迈向更笔直的脊柱、更健康的生活方式和更快乐的您！

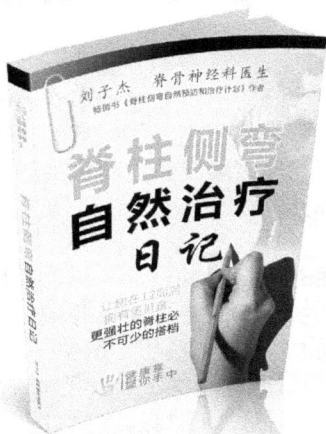

如欲了解更多有关DVD、ScolioTrack或书籍的资讯，请浏览：www.HIYH.info

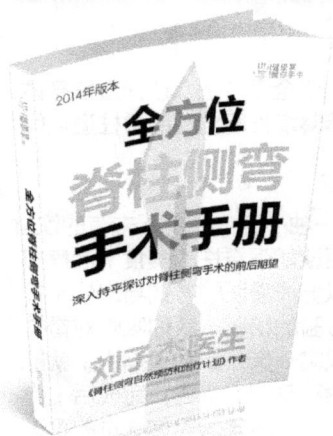
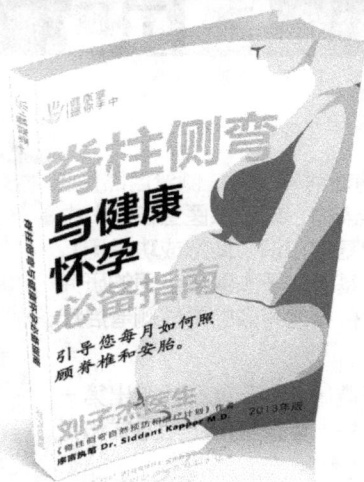

脊柱侧弯跟踪 (ScolioTrack)

健康掌握你手中

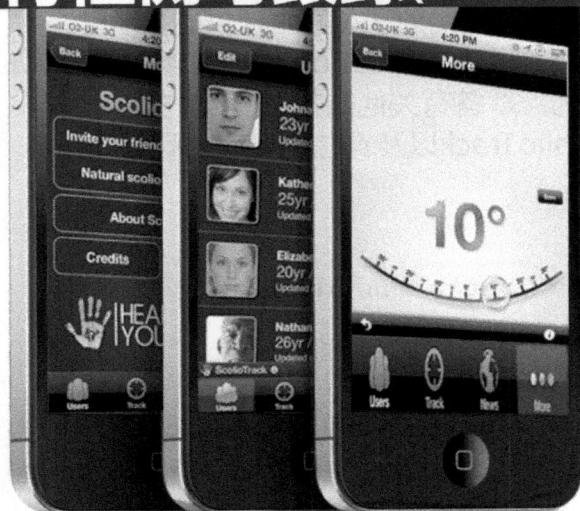

Scoliotrack是一种安全且创新的方法，它用 iPhone 加速表每月跟踪患者的脊柱侧弯状况，就如同医生使用脊柱侧弯斜度计。脊柱侧弯斜度计是用于评估人体脊柱弯曲度的仪器，它也可用于筛选或跟进脊柱侧弯的进展，即脊柱异常弯曲的畸形状态。

App Store 供应　　Google play 即刻获取

程序特点：

- 多用户管理，数据可方便地储存于iPhone中以备将来检查。
- 跟踪并储存个人躯干旋转角度（ATR），ATR是脊柱侧弯筛选和治疗计划的关键数据。
- 跟踪人体的身高和体重，是患有脊柱侧弯症的发育中的青少年和关注健康状况的成年人的理想选择。
- 绘制脊柱侧弯进展图表，易于了解患者脊柱侧弯的每月变化情况。
- 显示有关脊柱侧弯的最新消息，令用户及时了解和更新。
- 提供全方位的帮助，并且易于按指南操作，因此任何人都可安坐家中跟踪其脊柱侧弯的状况。

健康掌握你手中

脊柱侧弯斜度计

推介一种便利的脊柱侧弯筛选工具：脊柱侧弯斜度计应用程序

脊柱侧弯斜度计（也称为脊柱侧弯度数仪）对医疗专业人士、医生和那些希望安坐家中检查脊柱侧弯的患者来说是实用和高度创新的工具。我们能够以实惠得多的价格提供一个随时可用以及高度准确的替代品。正寻找一种简单、快速和优雅的方式来测量脊柱弯曲度的医生和其他医疗专业人士可以使用此准确的工具。多年来医生使用脊柱侧弯斜度计作为筛选脊柱侧弯的有效工具，而现在您也可以在您的手机上方便地拥有它。

易于使用，清晰，快捷和准确的测量。

App Store 供应　　Google play 即刻获取

如欲了解更多有关DVD、ScolioTrack或书籍的资讯，请浏览：www.HIYH.info

加入我们

　　您可以在以下的社交网站阅读到由刘子杰医生提供的最新健康生活信息。加入"健康掌握你手中"Facebook更有机会与刘子杰医生直接对话,让他亲自为您解答有关他的著作,运动光碟,用于iPhone,iPad和安卓的ScolioTrack以及脊柱侧弯症的问题。

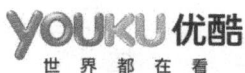

YOUKU 优酷
世界都在看
http://i.youku.com/drkevinlau

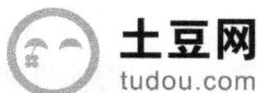

土豆网
tudou.com
www.tudou.com/home/drkevinlau

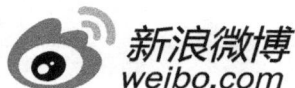

新浪微博
weibo.com
www.weibo.com/drkevinlau

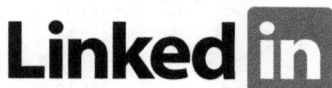

Linked in
www.linkedin.com/in/drkevinlau/zh-cn

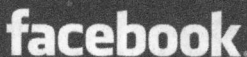

facebook
www.facebook.com/ScoliosisCN

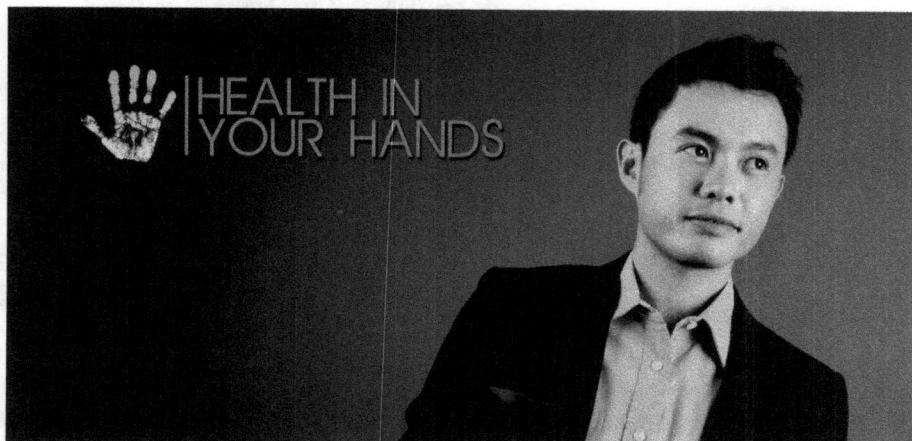

HEALTH IN YOUR HANDS